# 中西汇通医经精义

清·唐容川 著

周劲草 整理

诊脉精要
四时所病

山西出版传媒集团

山西科学技术出版社

# 叙

守方隅之见者，不能驰域外之观而好高务广。辈又往往舍近求远，趋新奇而废正道。如陈相师许行梁武尊佛氏不已慎乎，然果能择善而从。则又如赵武灵王易胡服习骑射，遂霸天下。盖穷变通久不拘于墟也。方今四海为家，五洲同轨，自洪荒以至今日天地开辟于斯，为盛举，凡三才之所有、百族之所宜，上可损益乎，古今下可参酌乎。中外要使善无不备、美无不臻，驾三皇而轶五帝，岂独一材一艺彰明较著于天下已耶！夫医其小焉者也，然即以《医论》之五行列于《洪范》为调燮阴阳之资，十全重于周官，实康济斯民之助。故自轩岐以逮，仲景医法详明，与政治声教相辅佐。晋唐以后渐失真传，宋元以来尤多纰缪，及今泰西各国通于中土，不但机器矜能即于医学。亦诋中国为非，岂知中国宋元后医诚可訾议。若秦汉三代所传《内》《难》、仲景之书极为精确，迥非西医所及。盖西医初出未尽周详，中医沿讹率多差误，不及此时厘正医道，贻害生民，不知凡几。余以菲材值古今大变局时，自顾一手一足毫不能扶持中外，惟于医道尝三致意，因摘《灵》《素》诸经，录其要义，兼中西之说解之，不存疆域异同之见，但求折衷归于一是。冀五大洲万国之民咸无夭札，始无歉于寸心。夫医其小焉者也，所望贤士大夫采风观政，弃短取长，得推行尽利之方，策长治久安之术。俾中外交泰，同登熙皞雍和之盛。则诚尽美尽善矣，医其小焉者也！

**时大清光绪十八年在壬辰秋九月蜀天彭唐宗海容川叙**

**于黄歇浦上袖海山房**

# 例　言

唐宋以后医学多讹。西法近出，详形迹而略气化，得粗遗精皆失也。因集《灵》《素》诸经，采其要语，分篇详注，为救其失起见，非好辩也，识者谅之；

每篇标题四字以别章节，知非著述体裁，然使学者先知纲目，易于寻求，不嫌有乖大雅也；

是书注释多由心得，实皆以经解经，毫无杜撰。间采西法，或用旧说，总求其是而已；

是书期于实用，与各种经古文词不同，故解义、训诂无汉宋门户之分，亦无中西异同之见，要使经旨皎然，足裨实用，为有益于世耳；

中国脏腑图皆宋元后人所绘，与人身脏腑真形多不能合，故各图皆照西医绘出，较旧图实为美善；

中国《医林改错》曾剖视脏腑，与西医所言略同，足见中国脏腑与西人原无差别。因采其图以为印证；

所采西人脏腑图非但据西人之说，实则证以《内经》，形迹丝毫不爽，以其图按求经义则气化尤为著实；

十二经脉奇经各穴皆西医所不能知。因采《铜人图》绘出，意在发明经旨，穴不尽载，惟采有关经气者详悉注之；

胃五窍及三焦中西皆无其图。今特本《内经》之义切实绘出，揆之西人形迹亦无不合，足见西人虽详于形迹而犹未及《内经》之精；

是书方证未能详列，然于审证处方之理，业经发明则权衡在我，无论中西各医书皆有裁别，不致迷眩，是医学正本清源之书也；

是书所引《内》《难》经文未及其半，然大义微言采注已备，熟此后再读全书，自能涣然冰释。

# 目 录

目
录

目录

# 中西汇通医经精义　上卷

## 蜀天彭县唐宗海容川　著

## 人身阴阳

西医谓造化主惠育群黎。所谓造化主，即天地之神也，与中国人本天地之中以生之义不谋而合，但语言文字略不同耳。兹且举天地生人之理，先注明之天地，只此阴阳化生五运六气，人身秉此阴阳，乃生五脏六腑。

夫自古通天者，生之本，本于阴阳。

凡人未生之前，男女媾精，而成此胎孕，即本天地水火之气而交媾也。既生之后，鼻息呼吸，得天之阳以养气；饮食五味，得天之阴以养血。是未生之前，既生之后，皆无不与天相通，而所以相通之故，则以人身之阴阳，实本于天地之阴阳而已。西洋化学言人吸空中养气而活。所谓养气，即天阳也。至于饮食五味，不知是地之阴质。虽西医书先有博物一篇，而未将阴阳两字分析，究不得其主宰。

阴者藏精而起亟也，阳者卫外而为固也。

人身之阴阳互为功用，阳无阴则亡，阴无阳则脱，阴主藏精于内，而阴中之气，乃常亟起以应乎外。有如皮肤在外属阳，而在内之血液，必达于皮肤，以为毛为汗。气出口鼻为阳，而在下之水津，必出于孔窍以为津为液，此即亟起应阳之一端也。又亟与极通，阴精生阳气，如太极之动而生阳也，故曰起亟。阳者阴之卫也，有阳卫于外，而阴乃固于中，譬之女子之胎，内有血衣是阴也，其外先有水衣包之，水衣包血衣，此即阳卫于外，阴乃得固之义。又如伤寒，邪入皮毛，继乃传经入里，盖因阳不卫外，是以阴不能固于其内，此可见阴阳交互之理。

言人之阴阳，则外为阳内为阴；言人身之阴阳，则背为阳腹为阴；言人身脏腑中阴阳，则脏者为阴，腑者为阳。

就人浑而论之，则在外者皮肉筋骨皆属阳，在内者五脏六腑皆属阴。若就人身分而论之，则背象天覆为阳，督脉统之，而太阳经全司之；腹象地载为阴，任脉统之，而太阴经全司之。再以脏腑分论之，则五脏主藏为阴，六腑主泻为阳。夫外为阳，而有腹背之阴阳者，阳中有阴阳也；内为阴，而有脏腑之阴阳者，阴中有阴阳也。人必先明天地阴阳之理，而后知人身之气化。西医剖割视验，人之背面前面左右内外，层折详矣，而不能将各层分出阴阳，则上知其形，不知其气，以所剖割只能验死尸之形，安能见生人之气化哉。

此节《生气通天论》《金匮真言论》文，合为一章，以为医理之大源也。

## 五脏所生

天有五气，地有五行，人本天地之中以生，而有五脏。脏者藏也，藏天地之精气，所以成其形而为人也，故欲知人身之阴阳，须先知五脏之气化。

## 东方生风

东方于卦为震，于时为春，阳气发动，而阴应之，遂生风气。风气者，乃天春生无形之气也。西洋天学，言空气有冷热，相吸而成风，夏月热带在北，则风从南至，冬月热带在南，则风自北来。《内经》所谓东方当南北之间，是西洋言风之往来，《内经》则风所从生，南北是阴阳两殊，故风从此异，东方是阴阳交应，故风从此生。《内经》探生风之源，比西洋更精。

# 风生木

由无形之五气，生有形之五行，春气所生为甲乙木。西洋格致，皆以草木有根芽子核而生，然当天地开辟，实有风气，而后化生草木。即以芽核论之，仍是秉风气所生。盖地土阴质，得发动之阳气，即风气也。邵康节所谓地下有雷声，春光弥宇宙是矣。既萌芽后，则感受空中之风，而天又有风星，以司其气化，虽西洋有引土膏吸碳气之说，亦只是火来就木，水来生木，而究木之体，则总属风气。盖在天则木本风化，而在人则肝为风脏。

## 木生酸

有木之形，即有性味，木之味酸。故凡果实，味皆带酸，变酒为醋，亦只是风气酿成。

## 酸生肝

五气五行，亦既朕兆而成性味矣，然后人得秉之而生五脏，秉风木之气所生，则为肝脏焉。盖人所以日食五味者，借以生养五脏也，酸味入腹，则生养肝脏焉，子孕母腹中，亦赖母所食五味，合之气血，以生五脏。

## 南方生热

南方正当赤道，于卦为离，阳气外发，是生热气。即西洋所谓热带，日行赤道生热也，故日为众阳之精。

## 热生火

热者夏之令也，夏气所生，于地之五行，为丙丁火。热是无形之天气，火是有形之地气，故河图之数，地二生火。西洋化学，言以钢击石，所生之热，与钢镰磨下石屑，与空中养气化合而燃。钻木相磨，亦与空中养气化合而燃，即《内经》热生火之证。

## 火生苦

凡物经火，味无不苦，盖火之性使然也。草木秉火之性者，其味皆苦，另详《性味宜忌》篇。

## 苦生心

生人秉火之性味，于是而生心脏。与酸生肝义同。

## 中央生湿

中央，阴阳交会之所，阴属水，阳属火，水火交会，而生湿气，为长夏之令，以化生万物。央者，阴阳二字，双声合为一音也。盖天阳地阴，上下相交，南热北寒，水火相交，遂蒸为湿。西洋言谈养碳轻四气，弥漫地球，而古圣只以中央二字，已赅其义。

## 湿生土

湿气无形，化生有形，为戊己土，土之生物，全在于中含湿气也。西洋言土即是地，不知古圣却有分别，天是阳在上，地是阴在下，而土在阴阳相交之中央也。西洋言土，是物质腐烂而成，而不知所以腐烂，皆借湿气。

## 土生甘

土之味本淡，而所生五谷则味甘，故甘者，土之性味也。西洋但知现成之五味，而不知五味所自生，故其论药多误。

## 甘生脾

人秉土之性味，于是而生脾脏。

## 西方生燥

西方主秋金之气，收敛肃杀，其气为燥。在一日为申酉日入之时，阴收阳敛，气泽消灭，致成燥气。在一刻为秋令，收敛肃杀，所以成物，赖此燥气也。西洋化学，不知燥气，因此为水火消耗之气，不能以器取得，故不知也。

## 燥生金

有此无形之燥气，乃生有形之金，于地之五行为庚辛金。秋日燥气用事，则草木黄落，即是生金之验。土之所以生金者，亦以其由湿返，燥凝而成质也。

## 金生辛

有燥金之气性，然后生此辛味。

## 辛生肺

人秉金之性味，于是而生肺脏，所以藏天地之金气也。

## 北方生寒

北方主冬令，生寒气。热带在南，冷带在北，故西洋有北冰海之说。

## 寒生水

气以生形，寒气所生，为壬癸水。西洋谓水，是轻养气所化，烛内含轻气，以冷玻璃罩之，则与空中养气，化为水珠，然必罩以冷玻璃，仍从冷而化也。又云将二气放水银盆内烧之，复化为水，水银极寒，是与《内经》寒生水之义亦合。

## 水生咸

寒水之性，其味为咸。

## 咸生肾

人生秉寒水之性味，而生肾脏，以司人周身之水。

人生本天亲地，故生此五脏，以应天地之阴阳，必先知人之五脏，本于五行，然后发之为百骸，推之为万物，莫不本于五行焉。五行之气偏则为病，草木各得五行之气，借以调五脏之偏，药之功用以著设非先明五行之理，不可以言医也。故引《素问·阴阳应象大论》文以明之。西洋天学化学，虽与中国五行之说不同，而义实相通。惟西洋医学，则止就人身形质立论，不知人之气化，实与天地同体也。

## 五脏所属

五脏秉于五行，凡秉五行之气而生者，皆以类相属，推其类，可尽天地之物；知所属，乃明形气所归，而病之原委、药之宜忌，从可识矣。

# 肝

旧说七叶，居左胁下，非也。西医云四叶，后靠脊，前连膈膜，胆附于肝之短叶间，膈即附脊连肝，从肝中生出，前连胸膛。肝体半在膈上，半在膈下，实不偏居于左。谓肝居左者，不过应震木东方位，自当配在左耳。（见图1）

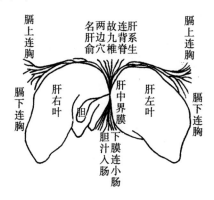

**图1　肝图**

《医林改错》言肝系，后著脊，前连胃，名为总提，上有胰子，总提内有行水管，为胃行水。西医言肝无所事，只以回血生出胆汁，入肠化物。二说言肝行水化食，不过《内经》肝主疏泄之义而已。至肝系之理，尚未详言。

【按】肝系上连心包络，故同称厥阴经，系著脊处则为肝俞穴，系循腔子，一片遮尽，是为膈膜。肝系下行，前连腹中统膜，而后连肾系，为肝之根，通身之膜，内连外裹，包肉生筋，皆从肝系而发。旧说言肝居左，西说言肝居右，然其系实居脊间正中，至诊脉分部左右，亦从其气化而分，非以形而分也。

### 在天为风

震巽主气，在天为风，人秉天之风气而生肝脏，以司周身之风，故凡风病，以肝为主。

### 在地为木

本天无形之风气，生有形之木，肝实秉风木之气所生，解得二字，便知肝之气化。

### 在体为筋

筋连于骨，盖骨属肾水，筋属肝木，乃水生木之义，以应天甲乙之象。究肝生筋之迹，实由肝膈连及周身之膜，由膜而连及于筋也。西医剖视，见白膜包裹瘦肉，而两头即生筋也。然彼但言筋之体，未言筋之根，惟《内经》以筋属肝，是从肝膈而发出膜网，然后生筋。若不寻出筋之源头，则筋病不知治法。

### 在色为苍

微青微黄，皮色老润，乃苍正色，其肝无病。若青胜黄则肝寒，若黄胜青则肝热。西人不讲五行，故不知气色相应之理。

### 在音为角

角为木音，和而长，知肝无病。西洋声学，言弦管甚详，然不能分出五音六律，则察理未精。

### 在声为呼

叫呼也，肝气太胜，和长之音，变为叫呼，狂谵之类是也，宜抑其肝。

### 在变动为握

肢节运动，皆筋所主，而手尤显然，故筋之变动，则发为握。寒则拘急，热则缩挛，风火闭结，则握拳透爪。搐搦瘈疭皆筋之变。

### 在窍为目

肝脉交颠入脑，由脑而通于目，故肝开窍于目。肝藏魂，昼则魂游于目而为视，夜寐则目闭，魂复返于肝。西医剖割眼珠，极赞重叠细络之妙，受光照察之神。然试问醒开寐闭，黑子瞳子之所由生，则不知也。又使无神水，而欲其受外光能乎。惟心火肾水，交会于脑，合肝脉注目中。肝者心之母，肾之子，故并二脏之精，而开窍于目。西医之精，能将斜目修削使正，然不久仍斜，不知病源，剖割何益哉！

### 在味为酸

木之本味也，木得寒湿之气，则化而为酸，如菜入坛，腌则酸是矣；木得湿热之气，则变而为酸，如麸得糟曲则酸是矣。吐酸亦分寒热二证，寒酸吐清冷，热酸带腐臭。

### 其液为泪

目为肝窍，故泪为肝液。

### 其华在爪

爪是筋之余，肝主筋，故其华在爪。

### 其臭为臊

食草木各禽兽，皆有臊臭，秉木之气故也。五臭之辨精矣，西人不知。

### 其谷为麦

麦为芒谷，秉东方勾萌之木气，故麦芽能疏肝。仲景治除中病，以蒸饼试之，取木克土也。

### 其畜鸡

巽为鸡，木畜也，故仲景用鸡矢治转筋，取其为肝去风也。《五常政大论》以犬属肝木之畜，又是一义。

### 其虫毛

大而虎豹，小而毛载，皆风木之气所生，故肝病癫痫，或作虎豹之状，又有病遍体生毛者。西医五种，有《博物新篇图》，画狮象小虫……毫芒毕具，然不知属风木之所生，则于医理物理，不能推到造化根源也。

## 其数八

《河图》三为木之生数，八为木之成数。五行之数，理极精微，非西人所得知也。数起于一者，初也，始也，混沌初开，惟水先有，故曰天一生水。然水气初生而未成也，必待火、木、金、土之气皆生，水得兼借其气而后成，故历二三四五，至于六数，水乃成焉。火则继水而生，故地二生火，亦成于水之后，故天七成之。水火之气已具乃化生木，故天三生木，地八成之。四九金，五十土，其理一也。生于阳者，成则为阴，生于阴者，成则为阳。圣人于生成之次序，而以数纪之，又以其数之阴阳，而于物验之，神矣。

## 其果李

仲景用李根皮、郁李仁，皆治肝也。一行之中，又各分五行，故果虽同是木实，而又各属五脏。

## 其菜韭

得春气最先，故属木。韭根止血，能行肝气故也。韭子治遗精，温敛肝气也。

## 心

形圆上阔下尖，周围挟膜，即包络也。其上有肺罩之，空悬胸中，其下有膈膜遮截，膈为膻，包络为膻中，心为君主。西医云：有脑气筋贯之，有左右房，以

生血回血。（见图2）

【又按】心之脉络，从包络中发出，以达于周身，故包络为臣使之官。

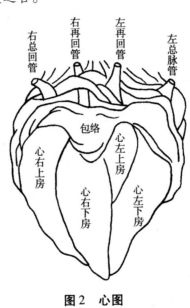

**图2 心图**

西医言，心内分左右四房，皆有管窍，为生血回血之用。血受碳气则紫，回行至心右上房。有一总管，接回血入心中，落右下房；又一总管，运血出而过肺，被肺气吹去紫色，遂变纯赤，还入心之左上房，落左下房；又有一总管，运血出行，遍于周身，回转于心。此即《内经》营卫交会于手太阴肺及心主血脉之说也。

**在天为热**

夏令南方离火主气，是为热也。

## 在体为脉

心生血，乃秉火气之化，故血色赤。脉者，血之道路也。《脉经》云：脉为血腑。西医云：心房动跳不休，周身之脉，皆应之而动。《医林改错》谓脉是气管，非也，观仲景复脉汤，全补心血，可知之矣。

## 在色为赤

火之色见于皮裹，如以缟裹朱，心血足也；若赤斑麻疹，皆是心火太甚。西洋化学言红色中多养气，又言养气能燃，即《内经》火之色赤之义。

## 在音为徵

音和而美，其舌抵齿。

## 在声为笑

心志喜，故发声为笑。

## 在变动为忧

喜之变也，心火宣明则喜，心火郁闭则忧。西人但知忧喜笑怒，人有此当然之情，而所以成此情者，西人不知。

## 在窍为舌

心之脉管，从肺系以上于舌，而辨五味。

## 在味为苦

物经火煅，其味皆苦，然苦虽是火味，实则火之余气也，故凡味苦者均能泻火。

## 在志为喜

心火宣明，故喜。

## 其液为汗

汗乃膀胱化水之气，透出皮毛者也。故凡汗均归太阳经。因小肠为心之腑，与膀胱同是太阳经，同附着于连网之上，心火宣布，由小肠连网，并合膀胱，是为火交于水，乃能化气，外达而为汗。故仲景无汗用麻黄，有汗用桂枝，二方均主桂枝以宣心阳也，此所以汗为心液。西洋医法不知汗之源也。

## 其荣为色

血足故也。

## 其臭为焦

凡物火灼，其气皆焦。

## 其数七

《河图》二为火之生数，七为火之成数。

## 其谷黍

色赤性温，故为心之谷。

## 其畜马

天之大火星为心，又名天驷、房驷之精，下则化为马，故马为火畜。《金匮真言》云：其畜羊，然以马为义长。

### 其虫羽

羽族，应南方朱鸟之象。西洋格致言鸟肉多缝隙，使养气充满，则轻灵善飞。养气能燃火，则知羽族秉火气多矣。

### 其果杏

夏之果，故属火，杏仁苦降，虽是肺药，实以火制金之义也。

### 其菜薤

气辛温，叶不沾水，秉火气所生者也，仲景用治胸痹，以其能宣心阳也。

## 脾

居中脘，围曲向胃。西医云：傍胃处又有甜肉一条，生出甜汁，从连网入小肠上口，以化胃中之物。脾内有血管，下通于肝。（见图3）

【余按】脾居油膜之上，与各脏相通，其血气往来之道路，全在油膜中也。中国医书无甜肉之说，然甘味属脾，乃一定之理。西医另言甜肉，不知甜肉即脾之物也。

【又按】仲景越婢汤是发散肌肉；脾约丸是滋润膏油；盖脾脏生内之膏油，从内膏油透出于外，是生肌肉，然则外肌内膏，皆脾之物也。西医言脾中之血，壅热气以熏化水谷。盖血即心火所生，壅生热以化谷者，火生土之义也。至于脾土制水之说，西医不知，言水入口，散出于胃，走连网中，不知连网上之膏，即脾之物，膏滑，故水利。

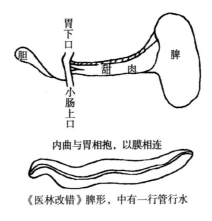

图3 脾图

《医林改错》言脾中有管，名玲珑宫，水从胃透入此管，遂下走鸡冠油中也。

【余按】脾与胃相连处，有膜一条，其中有管，自然无疑，脾质凝血而成。西医言脾中有血管，回血聚于脾中者极多。

【余按】血是心火所生，火生土，故统血极多，食入则脾拥动热气以化之。西医又言有甜肉汁化谷，按甜肉即胰子也，生于油上。凡膏油皆脾所生之物，膏能化水，胰子能化油。脾称湿土，正指胰子与膏也，有此滑润，故肠中通利而物化。宋元后图，脾居于右，西医图居于左。考《淮南子》，已有脾左肝右之说，但脾之应脉，实在右手，盖其功用实归于右也。

## 在天为湿

长夏之令，阴阳交会，是生湿气。

## 在地为土

湿气所化，于五行为土，凡物湿渍，皆化为土，而土中又常含湿气也。

## 在体为肉

此肉字兼肌言之，肌是肥肉，肉是瘦肉，人身肥肉包瘦肉，外之肥肉，又由腔内之油膜透达而生者也。脾生油膜之上，脾气足则油多而肥，膜上之油即脾之物也。在内为膏油，在外为肥肉，非两物也。油膜中有赤脉，属脾血分，脾之血足，则此赤脉由内达外，是生瘦肉。盖土是天地之肉，脾亦应之而生肌肉。

## 在色为黄

黄为中央之土色，凡人面黄明润为无病，发黄为湿，病在脾也。

## 在音为宫

声大而和，其舌居中。

### 在声为歌

脾主思，思而得之，则发为歌。癫狂自歌，脾绝亦歌。

### 在变动为哕

脾气逆满，吐声不吐物也，与噫呃略同，非痰即血之所致。

### 在窍为口

口通五脏，然主于纳谷，先通于胃，而胃实脾之腑也，故口亦是脾之窍。凡百体皆有专属者，有兼属者。西医图口通脑通心肺，通胃而不通脾，不知胃乃脾之腑，不通脾，而反属脾窍，则其归属有真主宰矣。《内经》精确如此，真中外所不能及。

### 在味为甘

西医云：甜肉汁入肠化物。盖甘者土之本味也，故凡甘味均能补脾；太甘则又壅脾气而为病。

### 在志为思

脾主运化，故其志在思，而思虑又转伤脾。

### 在液为涎

五液皆肾所主之水也，脾土不能制水，则水湿而为涎。脾寒者，其涎清冷，脾热者，其涎稠粘。

## 其荣为唇

口为脾之窍，唇又为口之门户。故脾之气血冲和，则唇明润，脾热者唇枯，脾绝者唇缩。唇不与脾连，而脾荣却见于唇，西医之拘于形迹者，断不能知。

## 其臭香

甘味所发，其气为香。木香之类，所以入脾。

## 其数五

《河图》十为土之成数，五为土之生数，居五行之中，兹故独举中五以立言。

## 其谷稷

味甘入脾，即北地小米之大而黄者。

## 其畜牛

黄牛也，鸣中宫音。《本草》言牛乳益脾。忌酸味，因牛属土，酸属木，故不相宜，义可类推。

## 其虫倮

如蚯蚓是秉土之精，能化毒以利水。

## 其果枣

味纯甘，土之果，补脾多用之。

## 其菜葵

即冬葵，秉土湿气所生，故滑润，土能制水，故冬葵子能利小便。

# 肺

西医言，肺覆而盂，前两叶包心，在后有峡及肺根，此根即气管。肺脉连网等包裹肺衣而成，每肺外有衣，薄而通明，包肺四面。肺有缩力，每叶藏气管，气管之末为气泡，肺脉至气泡而散，即包气泡，功用主呼吸也。此说于肺衣气泡，颇能详明。宋元后不知肺之功用，全在衣与泡也。（见图4）

旧云八叶，非也；西医云五叶，右三左二，披离下垂，后附脊骨，前连胸膛，肺中有管窍，通于膈膜，而下达气海，肺质轻松，外有膜沫濡润，以助呼吸。

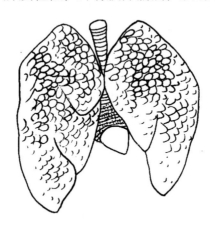

**图4　肺图**

### 在天为燥

在天为收敛肃杀秋燥之气，故经秋则草木焦枯，感燥气也。

## 在地为金

燥气所生，于地之五行为庚辛金。人之肺脏，实秉燥金之气而生者也。

## 在体为皮毛

肺金乾象，其体如天，天包于地之外，皮毛包于人身之外，故皮毛属肺，肺多孔窍以行气，而皮毛尽是孔窍，所以宣肺气，使出于皮毛以卫外也。西医剥皮观，而知人何处皮厚，何处皮薄，然不知皮为肺之所司，言毛孔能传人之热外出，而不知是太阳卫外之阳也。

## 在色为白

金之本色，人面白而明润者，肺无病。白如枯骨者死，惨白者失血。以肺主气，但见肺之色，是气多而血少也。

## 在音为商

西方金音，口张声扬。

## 在声为哭

商声也，主秋令，发哀伤之声，故哭。

## 在变动为咳

肺主气，气逆而抢上，故咳。有痰火连犯而咳者，有寒饮闭滞而咳者。

## 在窍为鼻

气管总统于肺，而上通于鼻，以主呼吸。

## 在味为辛

金之性烈，故味辛，细辛、薄荷之类是也。若大辛者，又秉金敛火速之性，主下行以温肝肾，桂、附是也。

## 在志为忧

肺主敛，忧则气敛。

## 在液为涕

涕出于鼻，故为肺之液。肺有寒，则涕自出，有火则无涕。

## 其荣为毛

肺主皮毛，故肺腴则皮毛荣也。

## 其臭为腥

鱼为水族，兼秉金气，故其臭皆腥。

## 其数九

《河图》四为金之生数，九为金之成数。

## 其谷稻

秋熟，皮黄米白，故属金。

## 其畜狗

《说文》云：叩气发声，故名狗。肺主气，狗能叩气，故属肺金之畜。

## 其虫介

铠甲之象，属金，鳖甲、山甲均能破肝，以其秉金气，能攻制木也。

## 其果李①

【按】李既属肝，此当以梨配之，《五常政大论》作桃。

## 其菜韭

韭色白，亦可属肺，然其得春气为多，总宜属肝。秉金气者，不止此药，古人以此属肺，亦只示人以端倪，非谓此外更无其物。又以见一物，不止一义耳。

## 肾

形如豆，又似猪腰子。肾中有油膜一条，贯于脊骨，是为肾系。此系下连网膜，又有气管，由肺而下，附脊循行，以下入肾系而透入网膜，达于丹田。两肾属水，中间肾系属火，即命门也。命门为三焦膜油发源之所，故命门相火布于三焦，焦即油膜也。旧说多误，西医析言之，而不能会通也。详考《内经》自见。（见图5）

---

① 其果李：后文无内容，疑原文散佚。

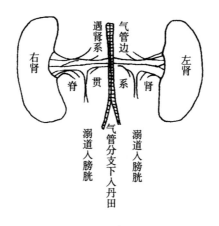

图中文字：
气管边
遇肾系
右肾
脊　贯　系　肾
左肾
气管分支下入丹田
溺道入膀胱
溺道入膀胱

**图5　肾图**

　　肾靠脊而生，有膏油遮掩，附肾有薄膜包裹，西医名为肾衣。此衣发于肾系，乃三焦之源也。肾系是白膜层叠结束而成，一条贯脊，系中内窍通脊髓，最深之窍也。其次为气管，外通于鼻，以吸天阳，下入丹田，为生气之根。又其次为溺窍，水入胃，散膈膜中，以入肾系，合为溺窍透入下焦，乃及膀胱。西医但言气管溺管，而不知化精通髓，尤有一管，名曰命门者，水中之阳，外通天气，为生命之根源也。《内经》未言溺过肾中，然谓三焦为水道，膀胱为水府，肾为三焦、膀胱之主，其司溺从可知矣。

## 在天为寒

　　北方冬令，阳气内敛，阴气交互，是为寒气。

## 在地为水

寒气所生，于卦为坎，于五行为水。

## 在体为骨

肾秉寒水之气，主蛰藏，受五脏之精而藏之，化髓生骨。小儿髓不足，故头骨未合；老人肾虚，故骨痿也。西医将人骨骼，照印入书，长短大小，圆锐曲折，尽其形矣，然不知是肾之所生。彼以骨中有髓，知为脑髓生骨，而不知并脑髓，皆肾所生也。余识西医潘某，中国人而为外国医士者也。其妻死，即用洋药化去尸肉，存枯骨，置之药房，以备考校。此于接骨检验洵为有益，于内证毫无补裨。存其骨，而不知骨所自生迂，可笑矣。

## 在色为黑

水之色也，黑而惨淡者，水泛土衰；黑如烟煤者，水枯肾竭。五行之理成功者退五色亦然，黑转青，则黑退，青转红，则青退。烂布造作洋纸，腐化全带黑色，若欲退其黑色，用品蓝入则黑退，然纸成后内存品蓝性，久则变出青色，必再加品红水，则青色退尽，永不变蓝色矣，是可见五行退卸之理。

## 在音为羽

其音低细。

### 在声为呻

呻，伸也。肾气在下，故声欲太息，而伸出之。

### 在变动为栗

战栗，寒貌。老人阳虚，往往寒战。

### 在窍为耳

陈修园谓肾脉不上头，肾与心交，假心、小肠之脉，入耳为听宫，其说迂曲，岂有肾自开窍，而无路上头之理？盖肾主脑髓，耳通于脑，路甚直捷，所以肾开窍于耳也。西人称耳深处之穴，曰耳鼓箱，有薄翳盖之，气搏则动，下有细骨如干，传其动于穴底，耳翳接细络，如琴瑟之有弦，稀密拉放，以外音传于脑，则耳亦琴也，巧妙之至。西人此说精矣，然不知耳是肾窍，不知司听者，是何物也。盖髓为精神所会，而窍通于耳，故能辨声音。声、气二者，皆空虚无形，然声速于气，气已至，则可呼吸而入口，声已至，不能招收而得，西学言空气布满天地，凡声音者，是击动空气而成也。据此则耳之辨音，亦以耳窍内之气，为外空气击动，故声传入耳。肾者，生气之源，而髓则肾精所化，则髓中之气尤至灵气也，故外空气传声，动之则应。又听有远近明暗之分，则又视乎髓中之气，有优劣也，西学尚未谈到此。

## 在味为咸

《洪范》曰：润下作咸，水之味也。药如苁蓉等，皆入肾。

## 在志为恐

肾存志，为作强之官，肾虚不能作强，则为恐矣。

## 在液为唾

肾络上贯膈，入肺系，系舌本，舌下廉泉、玉英穴，出液之道也。肾液上泛则为唾。

## 其荣为发

发虽血之余，实则血从气而化，外达皮毛，上至颠顶而生发也。气乃肾水之生，阳由太阳经而达于外，以上于头。血在血室之中，得肾气之化，外达则为皮毛，上行则生头发。血室、气海，是二是一，皮毛、头发，并非二物，所以发名血余，而又为肾水之荣也。凡乌须发之药皆补肾。

## 其臭为腐

凡物入水，无不腐化，故水之臭腐。

## 其数六

《河图》，一为水之生数，六为水之成数。

## 其谷豆

黑豆也，其性沉，其色黑，故属肾水。

### 其畜彘

豕也，色黑属亥，为水之畜。

### 其虫鳞

鱼、龙，皆水中之阳物也，故鲤鱼汤利水，龙骨镇肾气，皆从其类之义。

### 其果栗

色黑，根不亡本，故属肾水。

### 其菜藿

古藿即豆苗叶。

天地之大，不外五行，人禀天地而生五脏。推之于物，各禀五行，因皆与人之五脏相属，能知五行变化之理，则于病药，自然会通，故节录《金匮真言论》《六节脏象论》等文，合为一章，以见大概。

## 五脏所藏

人之所以灵于物者，以其秉五行之秀也。夫此灵秀之气，非空无所寄而已，实则藏于五脏之中，是为五脏之神。人死则其神脱离五脏，人病则五脏之神不安，知五神之所司，而后知五病之情状。

### 心藏神

人所以有知觉，神主之也。神是何物？浑言之，则两精相搏，谓之神；空言之，则变化不测谓之神；此皆放言高论，未能实指之也。吾且为之实指曰，神乃生于肾中之精气，而上归于心，合为离卦，中含坎水之象，惟其阴精内含，阳精外护心脏之火，所以光明朗润，而能烛物。盖神即心火，得肾阴济之，而心中湛然，神明出焉，故曰心藏神。心血不足，则神烦；心火不足，则神怯；风痰入心，则神昏也。西医知心为生血回血之脏，而谓心不主知觉，主知觉者，是脑髓筋。又言脑后筋只主运动，脑前筋主知觉。又言脑筋有通于心者，彼不知髓实心之所用，而非髓能知觉也。盖髓为水之精，得心火照之而光见，故生知觉矣。古文思字从囟、从心，即以心火照脑髓之义，髓如月魄，心如日光，相照为明，此神之所以为用也。

## 肝藏魂

魂者，阳之精，气之灵也。人身气为阳，血为阴，阳无阴不附，气无血不留。肝主血，而内含阳气，是之谓魂。究魂之根源，则生于坎水之一阳。推魂之功用，则发为乾金之元气，不藏于肺，而藏于肝者，阳潜于阴也，不藏于肾，而藏于肝者，阴出之阳也。昼则魂游于目而为视，夜则魂归于肝而为寐，魂不安者梦多，魂不强者虚怯。西医不知魂是何物，故不言及于梦，然西人知觉与华人同，试问彼夜寐恍惚，若有所见者，是何事物，因何缘故？则彼将哑然，盖魂非剖割所能探取，而梦非器具所能测量，故彼不知也。

## 肺藏魄

人身血肉块然，阴之质也，有是质，即有宰是质者，秉阴精之至灵，此之谓魄。肝主血，本阴也，而藏阳魂；肺主气，本阳也，而藏阴魄。阴生于阳也，实指其物，即肺中清华润泽之气。西医所谓肺中只有膜沫是也，惟其有此沫，则散为膏液，降为精血，阴质由是而成矣。魂主动，而魄主静，百合病恍惚不宁，魄受扰也，魇魔中恶，魄气所掩也。人死为鬼，魄气所变也，凡魂魄皆无形有象，变化莫测，西医剖割而不见，遂置弗道，夫谈医而不及魂魄，安知生死之说哉。

## 脾藏意

旧注心之所忆谓之意，心火生脾土，故意藏于脾。

【按】脾主守中，能记忆也；又主运用，能思虑也，脾之藏意如此。脾阳不足，则思虑短少；脾阴不足，则记忆多忘。

## 肾藏志

旧注心之所主谓之志，神生于精，志生于心，亦心肾交济之义。

【按】志者，专意而不移也，志本心之作用，而藏于肾中者，阳藏于阴中也。肾生精，为五脏之本；精生

中西汇通医经精义

髓，为百骸之主，精髓充足，伎巧出焉，志之用也。

【又按】志，即古"誌"字，记也，事物所以不忘，赖此记性，记在何处，则在肾经，益肾生精，化为髓，而藏于脑中。凡事物经目入脑，经耳入脑，经心亦入脑，脑中之髓，即将事物印记不脱。久之要思其事物，则心一思之，而脑中之事物立现，盖心火阳光，如照相之镜也，脑髓阴汁，如留影之药也。光照于阳，而形附于阴，与心神一照，而事记髓中同义。西学留影妙矣，而西医则不知人身自有照影留声记事之妙质，虽剖割千万人，能得此理否！古思字，从囟、从心，囟者，脑前也，以心神注囟，则得其事物矣。

《内经》又有五脏七神之说，云脾藏意与志，肾藏精与气，与此不同。然志须属肾，精、气、血三者，非神也，另条详注，不在此列，故从五神之说为是。

# 五脏所主

此条先言所合，言本脏之内外相合也，后言所主，明其相制相成也。

## 心之合脉也

西医云：心有运血管、回血管，外则散达周身，内则入于心中。心中有上下四房，以存血，心体跳动不休，而周身血管应之而动，是为动脉，此说极是。《脉经》云：脉为血腑，即此之谓也。《医林改错》谓：脉是气管，非血管，言气乃能动，血不能动，夫果是气管，则随气呼吸，一呼止当动一至，一吸止当动一至，何以一呼动二至，一吸动二至，显与气息相错哉！是脉非气管，其应心而动为无疑矣，故云心之合脉也。西医言脉不足为诊，具足见西医之粗浅也，脉诊两手始于《内经》，详于《难经》，事确理真，非西人器具测量所能得之，详下《营卫生会》及《诊脉精要》篇。

## 其荣色也

心主血，血足则色华，血脱则色枯。

## 其主肾也

五行之理，相生相制，制则生化，心是火脏而受制于肾水，是肾乃心脏生化之主，故其主肾也。心为离火，离卦中之阴爻，即合坎水之象也。心之所以生血，亦以水交于火，即化为血，另详气血条。惟其以水济火，而火之功用乃成，故心血虚者，必兼补肾水。观天王补心汤、仲景复脉汤，均用熟地，其义可知。

## 肺之合皮也

肺为乾金，体高而大，如天之无不覆；气达于外，以卫周身，如天之无不包，故合于皮毛。西医云：周身气管，外则散为毛窍，内则总统于肺，故肺合皮毛。凡是外感，无不治肺也。西法用数百倍显微镜，照见毛形如树，其下有坑，坑内有许多虫，或进或出，其实皆气之出入也。盖肺主行气，肺中尽是气孔，鼻者，直出之孔，毛者，横出之孔，鼻气大，故人皆知之。毛孔之气细，故人不知。实则鼻气一出，则毛孔之气俱出，鼻气一入，则毛孔之气俱入。中国人不知皮毛与肺相连，皆是从毛窍相通也。

### 其荣毛也

毛者，血之余也，然实则血从气化而生焉。气即水也，女子之气从血化，故水化为血，内行下达，则为月信；男子之血从气化，故血化为水，上行外达，则生须与毛，另详气血条。毛荣者，气化之盛也，肺主气，故其荣在毛。

### 其主心也

天之五行，火西流而后能秋；地之五行，火克金而后成器；人之五行，心火温肺，而后胸中阳和，无寒饮咳痹之证，故心火者，乃肺之主也。心火太甚，则肺燥；心火不足，则肺寒。

### 肝之合筋也

筋象甲乙木，故为肝所合。人但知筋著于骨节间，而不知筋实与肝通。盖肝中有大膈膜，内连肥网，外连皮肤，凡有瘦肉，皆有网膜包之。凡肉之网膜，其两头皆连于筋，肝之气，即从内膈膜，发为外之网膜，由网膜而发为筋，筋所以为肝之合也。中医但言其义，未言其形，今借西法，指出迹象，尤为确实。合者，相连之谓也，凡瘛疭筋抽，皆是内膜伸缩收放，因牵动其筋而然，若不知筋所发生之源，则不能治也。

### 其荣爪也

爪为筋之余，筋节柔和，故其荣发见于爪。

### 其主肺也

肝主血，主清阳之气，必得肺金制之，木不郁而为火，则清气得升，血脉和畅。如金不能平木，则肝火上升，为痰咳、虚劳、失血等证。

### 脾之合肉也

肉是人身之阴质，脾为太阴，主化水谷，以生肌肉。肌是肥肉，肉是瘦肉，肥肉是气所生，瘦肉是血所生。脾生连网之上，脾气足则内生膏油，透出于外则生肥肉；脾血足则又从连网中凝结而生瘦肉；亦由内生出于外，肥肉包瘦肉者，气包血故也。脾阳虚则肉浮，脾阴虚则肉消。脾生膏油，从膏油而生出肌肉，其形迹之相连最显然也。乃西医剖割，但浅割外皮，其肉象如何，深割内皮，其肉象又如何，究未知肌肉属脾，所以不得治法。

### 其荣唇也

脾开窍于口，唇乃口之门户，故其荣在唇。凡病唇缩，为脾绝不治。

## 其主肝也

肝属木，能疏泄水谷。脾土得肝木之疏泄，则饮食化。肝木之阳不升，则为泻泄，肝寒则腹痛霍乱。观建中汤，用桂枝温肝，即知其义。肝火郁则为痢，亦是肝病累脾，故肝为脾之所主，西医谓肝生胆汁，入胃化谷，即《内经》木能疏土之义。

## 肾之合骨也

骨内有髓，骨者髓所生，周身之骨以背脊为主。肾系贯脊，肾藏精，精生髓，髓生骨，故骨者，肾之所合也。西医支解人而视之，详言脑髓、脑气筋，而不知髓是何物，因不知肾与骨合，所以其治多碍也。

## 其荣发也

人之毛发，皆是血从气化所生，义详五脏所属条，及本条其荣毛句。但毛生于气孔中，属肺金，须生于唇，乃任脉所终之地，属肝、胃两经。而发则生于头，是督脉经，与太阳经所交也。太阳经从背上头，督脉经从脊贯头，太阳膀胱为肾之腑，督脉属肾，均交于头，血在丹田之内，从气之化，循经而上生为头发，故肾精足则其荣在发。老人肾竭，所以发白。血从气化之理，详天癸条。

### 其主脾也

脾土能制水，所以封藏肾气也。脾不统摄，则遗精；脾不制水，则肾水泛而为痰饮。

张隐庵注《六微旨大论》云：土位之下，风气承之；风位之下，金气承之；金位之下，火气承之；君火之下，阴精承之。亢则害，承乃制，制则生化，故五脏所合言其相生也，五脏所主言其相成也。先心肺而后脾肾，乃归重于相成之义欤？西医不讲五行，分脏腑，截然各别，而于交通之故，生成之理，概不能知。

## 脏腑所合

合者，相合而成功也。有脏以为体，即有腑以为用，脏之气行于腑，腑之精输于脏，二者相合而后成功，故引《灵枢·本输》篇文以明之。

肺合大肠，大肠者，传导之腑。

肺为清金，大肠为燥金，肺藏魄，而大肠、肛门即为魄门，肺与大肠交通之路，全在肺系膜油之中，由膜油以下达于大肠。而大肠全体，皆是油膜包裹，虽大肠与肺一上一下，极其悬远，而其气从油膜之中自相贯注。盖肺极高，大肠极下，其形势自是相临。手太阴肺经与手阳明大肠经又相表里，故相通也。传导之腑，谓传导肺气，使不逆也。凡大肠之病，皆从肺来，故大肠燥结，须润肺。大肠痢证，发于秋金之时，亦是肺金遗热于大肠。然大肠病亦能上逆，而反遗于肺。《伤寒论》云：下痢便脓血者，其喉不痹；不便脓血者，其喉为痹。盖邪热不从大便而泻，上壅于喉，宜泻大肠，此大肠所以为传导肺气之腑也。

宋元后图大肠，折叠一团，不能分出上、中、下三回，惟西医言大肠头，接小肠下之阑门，由右腹而上行，为上回；横绕至胃下，过左畔，为横回；由左腹而下行，为下回，至胯乃转为直肠。凡人泻利腹鸣，可试其回转之路也。仲景云：腹中转矢气者，尚有燥屎。仲景下一个转字，已绘出大肠之形。而宋元后医不察之，反不如西医之踏实，小肠上与胃接而幽门，全体皆与油膜相连，甜肉汁胆汁，皆从油膜中入小肠也。（见图6）

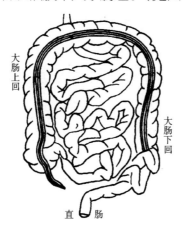

大肠上回

大肠下回

直　肠

图6　肠图

心合小肠，小肠者，受盛之腑。

手少阴心经与手太阳小肠经，脉络循行，相为表里。小肠全体生连油膜，上循肝膈，透入胸中，而为心包络。心与小肠交通处，全从包络透出，下行达于油膜，乃与小肠相通。小肠受盛五谷，使化精汁，以上奉于心而化血，故小肠为心之腑。心火不宣，则小肠之糟粕不化，是生飧泄；心火太甚，则热移小肠膜油中，为热所蒸，饮水从油膜中过，则被蒸为黄赤。色痢证糟粕不化，垢腻脓血，全是心移热于小肠之病。又详下受盛之官注。

肝合胆，胆者，中精之腑。

《内经》云：脾之与胃，以膜相连耳。

【谨按】各脏腑，远近不一，实皆以膜相连，惟胆附于肝，最为切近。西医言肝无能事，只是化生胆汁，而胆汁循油膜入胃，则饮食之物，得之乃化，是中焦之精气，全赖于胆，故胆者，中精之腑也。胆属火，肝属木，胆汁为肝所化，是木生火也；胆汁化物，是木能疏土也。故经云：食气入胃，散津于肝，肝寒则胆汁不能化物，肝热则胆汁化物太过而发中消等证。

脾合胃。胃者，五谷之腑。

脾居胃外，以膜相连。西医云：近胃处又有甜肉一条，甜肉汁入胃则饮食自化。

**【予按】** 经文，甘生脾，是甜肉汁，即脾之物也，毋庸另立条目。脾主化谷，胃主纳谷，是胃者，脾之腑也；胃为阳，脾为阴，纳谷少者，胃阳虚，纳谷多而不化者，脾阴虚。如膈食病，粪如羊屎，即是脾阴虚，无濡润之气，故燥结不化，知脾阴胃阳，乃知健脾胃之法。李东垣重脾胃，而方皆温燥，是但知胃阳，而不知脾阴。西医言胃津化物，甜肉汁化物，胆汁化物，则但主阴汁立论，而又不明胃为阳，主纳谷之理，皆偏也。

上曰贲门，下曰幽门，后面与肝膜相连，前面与膈膜相连，下与脾相曲抱。脾生一物，曰甜肉，《医林改错》名为总提，即胰子也。胰子能去油，西医但言甜肉汁化谷，而不知其化油也。脾又生脂膏，所以利水。谷在胃中，又赖脾土之湿，升布津液以濡之，然后腐变，故胃但称五谷之腑，不言化五谷，以见胃主纳，脾主化，一燥一湿，互为工用。（见图7）

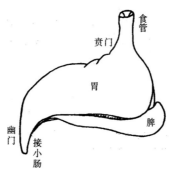

**图7　胃图**

肾合膀胱。膀胱者，津液之腑也。

肾为水脏，膀胱为水之腑。凡人饮水，无不化溺，而出于膀胱。自唐以下，皆谓膀胱有下窍，无上窍，饮入之水，全凭气化以出。又谓水入小肠，至阑门飞渡入膀胱，无从入之路也，故曰气化。《医林改错》深叱其谬。西医云：水入于胃，散走膜膈，胃之四面全有微丝管出水，水入膜膈，走肝膈，入肾系。肾主沥溺，由肾系出，下走连网，膀胱附著连网，溺入之口即在连网油膜中也。中国人见牲畜已死，膀胱油膜收缩，不见窍道，遂谓膀胱有下口无上口，疏漏之至。西医此说，诚足骂尽今医，然持此以薄古圣，则断断不可。盖《内经》明言，下焦当膀胱上口，又言三焦者，决渎之官，水道出焉。《内经》所谓三焦，即西医所谓连网油膜是也，故焦字，古从膲，后人改作焦，乃不知为何物矣，溺出膀胱，实则三焦主之。而膀胱所主者，则在于生津液，肾中之阳，蒸动膀胱之水，于是水中之气，上升则为津液，气著于物，仍化为水，气出皮毛为汗，气出口鼻为涕、为唾，游溢脏腑内外则统名津液，实由肾阳蒸于下，膀胱之水化而上行，故曰肾合膀胱，而膀胱为肾生津液之腑也，又详下条。

膀胱与连网相接处，即是入水道。子宫在膀胱后，男子名为丹田，肾阳入丹田，蒸水则化气上行。膀胱如釜中

蓄水，丹田如灶里添薪，膀胱下口，曲而斜上，以入阴茎，溺能射出者，则又肺气注射之力也。（见图8）

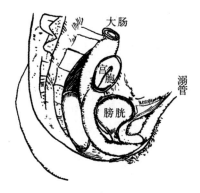

大肠

胞

溺管

膀胱

**图8　膀胱图**

少阳属肾，肾上连肺，故将两脏。三焦者，中渎之腑也，水道出焉，属膀胱，是孤之腑也，是六腑之所与合也。

上言肾合膀胱，此言肾又合三焦也。少阳者，水中之阳，是为相火，属肾者，属于肾中命门也。命门即肾系，由肾系下生连网油膜，是为下焦；中生板油，是为中焦；上生膈膜，是为上焦。其根源实出于肾系，肾系即命门也。命门为相火之根，三焦根于命门，故司相火，而属于肾。夫肾具水火，合三焦者，是相火所合也。又云肾上连肺者，金水相生，是水阴之所合也，故肾虽一脏，而将为两脏矣。肾主水，而行水之腑，实为三焦，三焦即人身油膜，连肠胃及膀胱，食入于胃，由肠而下，饮水入胃，则胃之四面，均有微管，将水吸出，散走膜膈，此膜即三焦也。水由上焦，历肝膈，透肾系，入下焦油膜，以达膀胱，故三焦者，中渎之腑，水道出焉。属膀胱者，谓三焦与膀胱相联属也，是孤之腑，谓五脏各配五腑，而三焦司肾水之决渎，又独成一腑也。是六腑之所与合句，又总言六腑合五脏，相合而成功也。中国自唐宋后，不知三焦为何物，是以医法多讹。西医为连网，知其物矣，然不知其发源何处，所名司何气，是以知犹不知。（见图9）

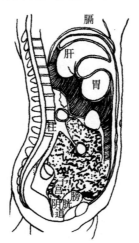

**图9　三焦图**

　　故将两脏之将，当读如将帅之将，言少阳三焦，下连属于肾，上连属于肺，肾肺相悬，全赖少阳三焦以联属之。然则少阳一腑，故已统帅两脏，如一将而将两营也。是孤之腑，言少阳三焦，独成一腑，极其广大，故能统两脏。又言属膀胱者，是三焦下出之路，足见自肺至膀胱，从上而下，统归三焦也。

## 脏腑之官

官，谓所司之事也，无病则各效其职，有病则自失所司。

心者，君主之官，神明出焉。

人身知觉运动，无一不本于心，故百体皆为之臣，而心为君主也。西医言人心，只是顽然一物，不能司知觉运动，其司知觉运动者，全在脑髓。尝割兔脑，剜其脑之后筋，则身缩，可知司运动者是脑后筋。剜其脑之前筋，则叫号，可知司知觉者，是脑前筋。以此拟人，亦无不然。予谓西医此说非也，人身破一皮，拔一毛，无不痛缩叫号者，何必剜脑气筋而后身缩叫号哉。盖西医知髓，而不知髓是何物。《内经》云：肾主髓，髓者，肾精所生，肾与心，原互为功用，髓筋通于心，乃肾交于心，合为离卦，中含坎水之象。所以能司神明也，详心藏神注，即如西医所云脑后筋，剜之亦不知叫号，必其筋不与心通故也。西医又言脑有筋，通于心，当是彼所谓脑前筋，司知觉者也，夫因其与心通故司知觉，则司知觉者，仍是此心。设以知觉为脑所司，何以不通心之脑筋，剜之亦不叫号哉。即彼之说，刺彼之谬，可不辩而自明矣。盖肾足则髓足，髓筋入心，以水济火，真精内含，则真光外发，神明于是出焉。盖心属火有光，髓属肾水，能收引光气。心神上注于脑髓，则光气相照，而事物晓然。参看上肾藏志注尤明。

肺者，相傅之官，制节出焉。

心为君主，肺在心外，以辅相之。心火恐其太过，则肺有清气以保护之，如师傅之辅助其君也，故称相傅之官。究其迹象，则因心血回入于肺，得肺气吹出血中浊气，则复变红而返入于心。在《内经》，乃营血与卫，会于肺中之说，又即相傅之官所司职事也。西医则云：回血返入肺中，吹出血中碳气，则紫色退而变为赤血，复入于心。肺是淘汰心血之物，此即《内经》肺为相傅之义。但中国不名碳气，只名浊气也。心火太过，则气有余，而上逆下注；心火不足，则下泄，上为饮咳，皆不得其治节之故也。惟肺制心火，使不太过；节心火，不使不及，则上气下便，无不合度。

肝者，将军之官，谋虑出焉。

凡人身之阴阳，阴主静，静则有守；阳主动，动则有为。肝为厥阴经，乃阴之尽也，故其性坚忍而有守，厥阴中见少阳，阴尽阳生，胆火居于肝中，阴中含阳，阳气发动，故能有为，谋虑从此而出，所以称为将军之官。故肝气横者，敢为狂乱；肝气虚者，每存惧怯。

胆者，中正之官，决断出焉。

西医言苦胆汁乃肝血所生，中国旧说，皆为胆司相火，乃肝木所生之气，究之有是气，乃有是汁，二说原不相悖。惟西医言人之惧与不惧，不关于胆，而又不能另指一所，实未知胆为中正之官故也。盖以汁论，则胆汁多者，其人不惧；以气论，则胆火旺者，其人不惧；太过者，不得乎中，则失其正，是以有敢为横暴之人；不及者，每存惧怯，亦不得乎中正也；胆气不刚不柔，则得成为中正之官，而临事自有决断。以肝胆二者合论，肝之阳藏于阴，故主谋，胆之阳出于阴，故主断。

膻中者，臣使之官，喜乐出焉。

膻即胸前膈膜，周回连著胁脊，以遮浊气，膈膜名膻，而居膻之中者，则是心包络。旧注以膈为膻中，不知膈遮浊气，只是上焦一大膜耳，不能代心宣化，何得名臣使之官。惟心包络，则相心布令，居于膻膈之中，故名膻中，属相火，又主血，以血济火，则和而不烈，故主喜乐。心忧者，包络之火不宣也；心过喜者，包络之火太盛也。西医言心上半有挟膜裹之，即包络之谓也，但西医不知包络所司何事。

脾胃者，仓廪之官，五味出焉。

各脏腑，各名一官，惟脾胃两者，合名一官，何也？盖胃主纳谷，脾主消谷，二者相合，而后成功，故脾与胃，统称仓廪之官。言脾胃，主消纳五谷也，而又云五味出焉者，盖五谷备具五味，一入胃中，即化为汁液，从脾之油膜散走达五脏出焉者，出脾胃而达诸脏腑营卫也。胃不纳谷，则五味不入。胃属阳，宜燥之。脾不化谷，则五味不能达于各脏。脾属阴，宜滋之。

小肠者，受盛之官，化物出焉。

盛音承，贮也，小肠上接于胃，凡胃所纳之物，皆受盛于小肠之中。西医云：小肠通体皆是油膜相连，其油膜中皆有微丝血管与小肠通，胆之苦汁从微丝血管注入肠中，以化食物，脾之甜肉汁亦注入小肠化物，而物所化之精汁，即从膜中出小肠而达各脏，故曰化物出焉。王清任《医林改错》以附小肠者，为鸡冠油，更名气腑，谓为元气所存，主化饮食，而不知《内经》明言，小肠者，受盛之官，化物出焉，已实指小肠之气化矣。其附小肠之油膜，即中焦也，属之于脾。小肠又系心之腑，其相通之路，则从油膜中之丝管，上膈达包络，以达于心，心移热于小肠，则化物不出为痢、为淋。脾阴不足，则中焦不能受盛，膈食便结；三焦相火不足，不能熏化水谷，则为溏泄。西医又有小肠发炎之证，即中国之泄痢、肠痈等证。中国近说，水入小肠，然后从阑门下，飞渡入膀胱。西医斥其非也，水从胃已散出，走连网中。详下三焦注。然则小肠中所受盛者，只是食物，乃阴质也。饮主化气、食主化血，食物在小肠，皆化为液，以出于连网，遂上奉心而生血，所以小肠为心之腑，乃心所取材处也。

大肠者，传道之官，变化出焉。

变化出三字，谓小肠中物至此，精汁尽化，变为糟粕而出，其所以能出之故，则赖大肠为之传道。而大肠所以能传道者，以其为肺之腑，肺气下达，故能传道。是以理大便，必须调肺气也。另详五脏所合条。

肾者，作强之官，伎巧出焉。

西医云：人之才智，均出于脑髓，人之筋力，均出于脑气筋，究问脑髓何物，则西医不知也。盖髓者，肾精所生，精足则髓足，髓在骨内，髓足则骨强，所以能作强，而才力过人也。精以生神，详见心藏神注，精足神强，自多伎巧。髓不足者力不强，精不足者智不多。西医论髓之法多，而治髓之法少，以不知髓是肾所生，是以无从施治也。中国近医则又知肾不知髓，反为西医所笑。不知古圣《内经》，已有《髓海论》《骨空论》，又将肾与髓合论之。甚矣，古圣人千古莫及矣。

三焦者，决渎之官，水道出焉。

焦古作膲，即人身之膜膈，所以行水也。今医皆谓水至小肠下口乃渗漏入膀胱，非也。《医林改错》、西医，均笑斥之。盖自唐以后，皆不知三焦为何物，西医云：饮水入胃，胃之四面皆有微丝血管，吸出所饮之水，散走膈膜，达于连网油膜之中，而下入膀胱。西医所谓连网即是膈膜，及俗所谓网油，并周身之膜皆是也。网油连著膀胱，水因得从网油中渗入膀胱，即古所名三焦者，决渎之官，水道出焉是矣。三焦之根出于肾中，两肾之间有油膜一条，贯与脊骨，名曰命门，是为焦原。从此系发生板油，连胸前之膈，以上循胸中，入心包络，连肺系上咽，其外出为手背胸前之腠理，是为上焦；从板油连及鸡冠油，著于小肠，其外出为腰腹之腠理，是为中焦；从板油连及网油，后连大肠，前连膀胱，中为胞室，其外出为臀胫、少腹之腠理，是为下焦。人饮之水，由三焦而下膀胱，则决渎通快。如三焦不利，则水道闭，外为肿胀矣。西医知连网之形甚悉，然不名三焦，又不知连网源头，并其气化若何，皆不知也。

膀胱者，州都之官，津液藏焉，气化则能出矣。

凡人饮食之水，无不入于膀胱，膀胱如人身之洲渚，故曰州都之官。人但知膀胱主溺，而不知水入膀胱，化气上行则为津液，其所剩余质，乃下出而为溺。经文所谓气化而能出者，谓出津液，非出溺也。气化二字，自唐以下，无人知之，吾于此特详言曰：火交于水，即化为气。观西法以火煎水而取轻气，即是火交于水，化气之一证。人身之水火，如何交哉？盖人心主火，人鼻吸入之气，乃天阳也，亦属火。西医云：气从鼻入，其管入肺，历心系，循背脊，以下入肾系，又从肾系达连网，以至于脐下。按西医所说，吸入之路，推究其理，则知吸入者是天阳，属火也，历心系，则引心火而并下入脐下，即气海也。女子名为胞宫，经云膀胱者，胞之室，胞即油膜一大挟室，能伸能缩，实大过于膀胱，胞与膀胱只隔一间，又全在微丝血管与膀胱相通。凡人吸入之天阳，合心火下至胞中，则蒸动膀胱之水，化而为气，与西法以火煎水取气无异。夫此膀胱之水，既化为气，则透出膀胱，入于胞中，上循脐旁，气冲上膈入肺，而还出于口鼻。上出之气，著漆石则为露珠，在口舌脏腑之中则为津液，且气之出口鼻，其显然者也，又外出于皮毛，以熏肤润肌而为汗，所谓气化则津液能出者，此也。老人溺多，化气少而水质多；壮者溺少，化气多而水质少也。西医但言气从肺历心系而至脐下，未言出气之路，其意以为仍由原路而出，不知非也。盖气之出路，实循气冲，上达于膈，而出于肺。西医云：胸膈乃助肺煽动呼吸之物，不知膈为出气之路，非入气之路，不得混言煽动呼吸也。夫吸从脊入，督脉主之；呼从膈出，任脉主之；吸入阳也，火交于水也；呼出阴也，气即是水也。呼吸循环，道家以为秘诀，医家昧其指归，惟《内经》气化则能出矣，一语明明指破，何注家多不识耶！火不足以蒸水，则津液不升，气不得化；水不足以济火，则津液干枯，小水不下。

【按】上言脏腑所合，只有五脏六腑，此条出《灵兰秘典论》，又添出膻中一脏，是为六脏六腑，论乃备矣。且肾具水火，中系属火为命门，故上条云：少阳属肾，谓三焦相火，其根在命门也。肾上连肺，谓金水相生，而膀胱为之腑也。又曰故将两脏是肾与命门，又可分为两脏而配三焦、膀胱之两腑矣。《难经》以左为肾，右为命门，自有取义，然则言五脏六腑者，举其要也。言六脏六腑者，备其物也。再加命门，而为七脏六腑，又其零也。盖天地阴阳奇偶，不无零正，参伍错综，以尽其变，人之脏腑应之，所以经有奇经，而脏腑亦有零奇欤。

## 五脏九窍

前五脏所属，内只七窍，此条备论九窍，乃无遗漏。

### 肝开窍于目

见前五脏所属条。

## 心开窍于耳

耳系肾窍，此言心窍者，心与肾相交，听音者，肾精也，而辨语者，心神也，心小肠之脉入听宫，陈修园以此为司听之主，而不知耳通于脑髓，脑气筋下通于心，西医言之甚详。故耳为肾窍，又为心窍，均由脑通，从可识矣。三焦为肾府，耳内为肾窍，故耳外则三焦之脉绕之，耳又为心窍，故耳外之小肠经脉亦注于听宫，以见腑之应脏有如是者，不得指小肠之脉，为耳窍通心之路也。修园之说，犹差一黍。

## 脾开窍于口

见五脏所属条。

## 肺开窍于鼻

同前。

## 肾开窍于二阴

前阴是膀胱下口，主出溺。膀胱者，肾之腑也。肾主水，化气化水，从前阴而出，故前阴系肾之窍。又前阴有精窍，与溺窍相附，而各不同，溺窍内通于膀胱，精窍则内通于胞室，女子受胎，男子藏精之所，尤为肾之所司，故前阴有病溺窍者，有病精窍者，不可不详辨也。后阴是大肠下口，宜属于脾胃，然其体在下，以部位言之，凡在下者，皆肾所司，肾液充腴，则肛门不结，肾气充摄，则不脱肛，惟其二阴皆属肾窍，故经言肾为胃关，以饮食之质，皆从二阴出也。西医图画二阴甚悉，然不知二阴究属何脏，所以治法不精。

【余按】肾开窍于二阴，而前阴之病，多出心肝；后阴之病，多由脾胃。又以耳为心窍，与心开窍于舌之义不同。总见五脏错综，互相通贯，学者宜详参焉。

## 男女天癸

世谓女子之经血为天癸，非也，《内经》明言男子亦有天癸，而注《内经》者又不能实指为何物。王冰旧注知其所至之地，而于天癸究未明言。吾尝细考经文，参证西法，旁及《丹经》《别录》，于阴阳、水火、血气数端颇能分析，因详注之。又此章玄微，西洋医法所不能知，故西人于女子之经水，男子之精气，皆不能洞悉原委。

女子二七而天癸至。

七为阳数，八为阴数，离为女，坎为男，皆阴阳互换之道，故男阳而得阴数，女阴而得阳数。女子七岁更齿，二七而天癸至。天癸者，天一所生之癸水，乃肾中一阳之气化，而为液也。至者，谓肾气化水，至于胞中也。

任脉通，太冲脉盛，月事以时下。

人身总统阴阳者，只是任督两脉。任居前面，属胃

中西汇通医经精义

属心，主后天；督居背脊，属肾，主先天。二脉交会，则在胞中，胞居大肠之前，膀胱之后，乃是油膜中一个挟室。此胞之膜，上连网油，又上则归结于背脊中间，是为肾中之系，即命门也。督脉贯之，为先天阳气之根源，气即水也。西法于水中取气，凡人口鼻之气，著物皆化为水，而肾中天一阳气，所生之水，则为癸水至者。癸水发于肾系之中，下入网油，而至于胞中也。此是督脉所司，先天肾中之阳，交于胞中。是水非血也，属先天之气分。其属后天血分者，则为冲任两脉，冲任丽于阳明，属后天，主奉心化血，阳明饮食所化之精汁上归于肺，奉心火之化，则色赤为血，既化成血，则由冲任两脉导引而下行，以入胞宫，与天癸之水会合。所谓任脉通者，盖任脉起于胞中，天一阳气所化之癸水，既从督脉下入胞中，则后天任脉，感阳气而通畅。其丽于任脉者，为太冲脉，亦得天癸之阳，而所化之阴血，更加盛满。于是阴血循冲任，亦下入胞中，与癸水会合则为经血，每月一行，是为月事，故曰月事以时下。女子属阴，以血为主，天癸之水气亦从血化，皆为赤色，其实中有水液也。督脉癸水之阳不足，则经迟、经滞，冲任之阴血不足，则经淡、经枯。

男子二八，肾气盛，天癸至。

男女虽有不同，而其先天皆主肾，后天皆主胃。男子二八，先天肾中生阳之气，所化癸水亦至胞中。女子之胞名血海，名子宫，以其行经孕子也。男子之胞名丹田，名气海，名精室，以其为呼吸之根，藏精之所也。胞乃先后天交会之所，先天督脉肾阳所化之水，既至胞中，则后天冲任，奉心所化之血，与水相应，而冲任通畅，亦下胞中，为阴与阳应、气与血交。女子以血为主，则水从血化而为经；男子以气为主，则血从水化而为精；精清者，血不足，精不射者，气不足，精少者，气血均不足。

精气溢泻。

血从水气之化而非清水必稠浊者，以其水中有血质故也。惟其血与水合化，而后精气溢满，得泻出矣。西医言精是外肾睾丸所生，不知睾丸只是发精之器，非生精之所。西医因剖视，只见睾丸中有精，而别处无精，不知精生则运行不见。既死之人，而求其化生所在，决不得矣。睾丸中之精，亦死精耳，安可据此以为生精处哉！详《全体总论》篇。

阴阳和，故有子。

此又统男女言之，天癸水为阳，冲任之血为阴，和者谓会于胞中，合同而化也。女和则经行，男和则精溢，故能生育而有子。今人不知此理，而妄行服药，以求有子，能无误乎。

此节乃血气交会，化为月信，变为肾精之原委，最要之义也。化为精者上行，循督脉而入脊上脑，是生骨髓；循任脉而上颊绕唇，是生髭须出。于皮肤生毛，亦较女子更重。盖男子之血不下泻，化精气而上行外达，所以多须毛也。血主阴，主下行，女子之水从血化而为经，则内行下达，每月一泻其余。血气既下泻，所以上无髭须，外少毛毫也。且女子之骨较弱，亦以经血下行，而上生骨髓者少矣。西医论髓，而不知髓是何物所生，只原未识气血变化之理也，另详于后。

## 血气所生

人身只气与血两者而已，火交于水即化为气，义已详膀胱、三焦条，兹不再论。惟水交于火即化为血之理，尚未发明，特详于此。

南方生热，热生火，火生苦，苦生心，心生血。

热火生苦，苦生心，已详卷首，惟心生血句尚待注明。盖心属离卦，内阴爻坎之水也，外阳爻则离本卦之火也，惟其以水济火，乃发光明而成离象，是以灌膏则燎盛，抽薪则焰息。薪膏有汁液，火得之而后然，即是以水济火之明验矣。人身心象离卦，必在下胞中，肾阴之水津循冲任入于胃，合饮食所化之汁，上腾于肺部，以入于心，此汁得心火之化，遂变为赤色，是为血。西医云：饮食之汁，由吸管递运至颈会管，与心血混为赤色，此一混字殊谬，岂有日日混入而血不加淡者乎！不知汁入颈会管，即水交于火也，变为赤色，即奉心火之化，而为血也，血之生化如此。西医言血内有红白二轮，红多白少，不知其白者，水液之本形也，其红者，奉心所化之赤色也。

食气入胃，浊气归心，淫精于脉，脉气流经，饮入于胃，游溢精气，上输于脾，脾气散精，上归于肺，通调水道，下输膀胱，水精四布，五经并行。

饮是本于天阳，主化气之物；食是本于地阴，主化血之物。今人不知血气根源，本于饮食。惟此条经文言饮食气血生化之原委也。气乃水之所化，凡饮水，皆属化气之物，所谓饮入于胃云云，即三焦膀胱条所注水气往来之道路也。水精四布，五经并行者，谓水化津液而四布，则五脏之经脉得其调养，乃并行而不悖也，义已详十二官条，兹不再赘。惟食气入胃，浊气归心，淫精于脉，脉气流经。此单言化血之理，尚待详言。食者有形之阴质，故主化汁变血，得脾之运健，肝胆疏利，则化为汁液。西医言甜肉汁入胃化谷，苦胆汁入胃化谷，同一意也。即化为汁，腾布于上，得肺气之化则色白，妇人之乳汁是矣。妇人乳子，此汁已供儿食，不能入心化血，则血无余，故月经停而不行。断乳之后，此汁上行入心，则化为血。即化为血，则转而下行，每月有余，是以行经。男子血所由生与妇人同，但化精、化经各不同耳。浊气归心之浊字，训稠浓之意，非谓渣秽也。阴汁稠浓，上归于心，则化为血，既化为血，则淫溢此精汁，而散行于脉管。西医谓心有出血管，导血出，又有回血管，导血入。西医名管，中医名脉，二而一也。脉气流经者，谓流行于各经络，而回复有常。西医云：心左房之血由出血管导行于周身。心体动跳不休，每一跳则周身之脉应之而跳。血既行遍周身，则转入回血管，其色变紫，以受碳气也。紫血由回血管递传，复返于颈会管，得肺气呼出，则碳气出而紫色退，复变为赤，入心右房，转至左房，而又出也，则脉气流经之谓矣。时医有大络散众络，众络散孙络之说，言其出而不言其复，与流经二字，尚不确切，故引西医之说证之。西医所图脉管详矣，然不能分别十二经脉。又其言回血，不能分别几时方回于心。惟《内经》言一呼脉行三寸，一吸脉行三寸，则能算出血行之时节，何时出者，当于何时回矣。义详《营卫生会》篇，甚矣，古圣之精也。

中焦受气取汁，变化而赤是为血。

义详上条，重引此者，总见血所由生也。

谷入于胃，脉道乃行；水入于经，其血乃成。

此节总言血脉出于胃中，饮食所化之汁，上行入于心管，化为血，以散为众脉，所以脉道乃行也。下言水入于经，其血乃成，一水字尤精微，即吾所谓水交于火即化为血，合为离中含阴之象也。水生于肾中，入于胞室，是为天癸水，循冲任上行入胃，则津液充足，濡化谷食，谷化为汁，其中仍有天癸之水气在也。此汁上入于心，是为水交于火，得心火化之，变为赤血，此所谓水入于经，其血乃成也。血之支脉，散走内外，循环无端，而其总统则在任脉。既化为血，即循任脉而下入于胞中，与肾气天癸之水，合男子化精髓，女子月信下，胥由于此矣。西医言血中有养汁、明汁为白轮，血为红轮，此不知养汁、明汁，即水交于火而化血者也。《内经》以任脉为血之总司，西医则有总脉管之说，谓从心左房出而至腹中、腹下，乃分是匹。考究其总管之道路，却只是任脉之道路也。盖血之支脉，散走内外，循环无端，而其总统则在任脉，既化为血，即循任脉而下于胞中，与肾气天癸之水合，男子化精髓，女子月信下，胥由于此矣。

此条详血略气，其实血气二者不能相离。论气详膀胱气化条，论血气相合，详男女天癸条，参看自明。

中西汇通医经精义

# 营卫生会

营卫即气血，而名之曰营卫者，气血以体言，营卫以用言，故必另详其义也。气血之变化，男精女经；气血之功用，阴营阳卫。各有区分，尤宜详辨。此全是生人之作用，若剖视死人，则不得也。

人受气于谷，其清者为营，浊者为卫，营在脉中，卫在脉外，营周不休，五十度而复大会，阴阳相贯，如环无端。卫气行于阴二十五度，行于阳二十五度，分为昼夜，太阳主外，太阴主内，各行二十五度，平旦阴尽，而阳受气矣。

营者，血也；卫者，气也。血守于内，如兵家之安营，故曰营；气御于外，如兵家之护卫，故曰卫。上篇言浊气归心为血，此言清者为营，浊者为卫，非刺谬也。上篇浊字，指阴汁言，以阳为清，则阴为浊矣；此篇清浊，以刚柔言，阴气柔和为清，阳气刚悍为浊，故曰清者为营，浊者为卫也。营在脉中，谓营血由心之脉管散为众管，达于上下。又有回脉管复回于心，总在皮膜肌肉之里，以为阳气之守也。卫在脉外，谓卫气上输于肺，走于脏腑，外达皮毛，以护卫营气，为阴之外卫也。营周不休者，谓营行脉中，周于通身，将人身三停内外，分为五十度，一日一夜，营血周行五十度，而复返于肺，与卫气大会。西医谓心有左右两房，生血由左房出，有运血管，由内达外，然后入回血管，由外返内，复入于心。回血色紫，返心过肺管，呼气出，则吹去紫色，紫色者，碳气也。紫色已去，仍变赤血而返于心，由右房入，又由左房出，循环不休。西医此说，即《内经》营周不休，五十度而复大会之实迹也。所谓阴阳相贯，如环无端也。卫气之行，则分阴阳内外，太阳在外为阳，太阴在内为阴，昼则卫气行阳二十五度，夜则行阴二十五度，平旦行阴已尽，阳分受气，是卫气复于肺，与营相会矣。卫行于阳则寤，卫行于阴则寐，故《难经》言卫行五十度，复会于手太阴，而人之卧起皆卫气出入之验也。《灵枢》云：人经脉前后上下左右周身，十六丈二尺为一度，人一呼脉行三寸，一吸脉行三寸，计昼夜一万三千五百息，脉行五十度也。西医将脉管剖视，自谓详矣，而不能分出各经，又不能共计其长短，于回血合气之数，皆无从起算，然则西医安能如中国古法之精哉？

营出中焦，卫气出于下焦。

上言人受谷气，清者为营，浊者为卫，似营卫皆出中焦矣，而此又别之曰，卫气出于下焦，则尤为探源之论。盖人身只此先后两天为生化之本，营血虽生于心，而取汁则在中焦，故曰营出中焦，是后天之所生化也。

卫气虽统于肺，周于太阳皮毛之间，而其气之化源，则在脐下丹田气海之中，是先天之所生化也。卫出先天，督脉主之，营出后天，任脉主之，任督相贯，营卫相循，如此其精微也。旧注不知，乃谓卫气出于下焦之"下"字，当作"上"字，则诚误矣。

心者血，肺者气，血为营，气为卫，相随上下，谓之营卫。

营卫虽生于中下二焦，然营卫之行则统于心肺，周行上下也。上既言之，而兹又引《难经》此语，取其详明，不厌烦复也。

此篇前二节出《灵枢》，后一节出《难经》。再参看十二官、男女天癸、血气诸条，自能通贯。

# 六经六气

天有金、木、水、火、土之五行，以运行不息，名曰五运。人秉之而生五脏，所以应五运也，义详卷首，兹不再赘。天有风、寒、湿、燥、火、热之六气，以充塞万物，人秉之而有六经，脏腑各有一经，合为六经，所以应天六气也。名太阳者，因天有此太阳之气；名太阴者，因天有此太阴之气。六经之名，皆本于天，非由人强名之也。必知经气之所主，而后病情可识矣。此等气化，乃生人所以然之理，见病之原委，皆尽于此。西医全不能知，其治病多误。

少阳之上，火气治之，中见厥阴；阳明之上，燥气治之，中见太阴；太阳之上，寒气治之，中见少阴；厥阴之上，风气治之，中见少阳；少阴之上，热气治之，中见太阳；太阴之上，湿气治之，中见阳明；所谓本也。本之下，中之见也；中见之下，气之标也。本标不同，气应异象。

天有六气，人秉之而有六经。六经出于脏腑，脏腑各有一经脉，游行出入，以布其化，而经脉中所络之处，名为中见也。足少阳胆经，由胆走足，中络厥阴肝脏；手少阳三焦经，由三焦走手，中络厥阴包络。故少阳经中见厥阴，手少阳三焦，足少阳胆，同司相火。是相火者，少阳之本气也。故曰少阳之上，火气治之，谓二经之脏腑，以火为主，是本气也。中见厥阴，是其中有风气居之也，而其标为少阳经，则又主阳气之初动也。足阳明胃经，属燥土，手阳明大肠经，属燥金，此两经皆燥气主治。手阳明大肠经脉，循行络太阴肺，而后走手；足阳明胃经脉，循行络太阴脾，而后走足，故阳明经中见太阴也。足太阳膀胱经，属寒水，手太阳小肠经，属君火，手从足化，以寒水为主，故太阳之上，统称寒水治之。手太阳经脉，循行络少阴心，而后走手，足太阳经脉，循行络少阴肾，而后走足，故二经中见少阴也。足厥阴肝经，属风木，手厥阴包络经，属相火，子从母化，以风为主，故厥阴之上风气治之。手厥阴经中络少阳三焦，足厥阴经中络少阳胆，故二经中见少阳也。足少阴肾经，属水阴，手少阴心经，属火热，心为君主，肾从其化，故少阴两经，统是热气主治。手少阴心经中络太阳小肠，足少阴肾经中络太阳膀胱，故曰中见太阳。足太阴脾经，属湿土，手太阴肺经，属清金，二经子母同气，故太阴之上湿气治之。手太阴肺经络手阳明大肠，足太阴脾经络足阳明胃，故曰中见阳明。所谓本也句，总结上文，谓六经之上，其主治者皆其本气也。本气根于脏腑，是本气居经脉之上也，由本气循经下行，其中络者，中之见也。由中见之下，而经脉外走手足，以成六经，又各有太、少①、阳明、厥阴之不同，则又系六气之末，故曰气之标也。或标同于本，或标同于中，标本各有不同，而气化之应，亦异象矣。故六经各有病情好恶之不一，仲景《伤寒论》，全根于此，不可不详究焉。

【再按】六经之名，太者阴阳之至大，少者阴阳之初生，明者阳气之极盛，厥者阴气之竭尽也。先知五行以为体，又知六气以为用，然后可以读《伤寒》《金

---

① 太、少：分别指太阴、太阳，少阴、少阳。

匮》，然后可以治男女百疾。西医于六经名目从未得知，于气化安能梦见？乃云人是碘、铁、养、碳等共十四质凑合而成。夫彼所谓十四质，皆经剖割锻炼，然后取得其质，而人之未死者，岂止此快然之质哉？

## 经气主治

六经六气，各有所从、所主之不同，必明此，而后知气化之理。若西洋医既不知此，则亦不必与辨也。

少阳太阴从本，少阴太阳从本从标，阳明厥阴不从标本，从乎中也。

此言六经气化，或以脏腑本气之阴阳为主，或以经脉标气之阴阳为主，或以中见之气化为主，各有性情之不同也。陈修园《伤寒论注》引张景岳之论曰，少阳太阴从本者，以少阳本火而标阳，太阴本湿而标阴，标本同气，故当从本。然少阳太阴，亦有中气，而不从中者，以少阳之中厥阴木也，木火同气，木从火化矣。太阴之中，阳明金也，土金相生，燥从湿化矣，故不从中也。少阴太阳从本从标者，以少阴本热而标阴，太阳本寒而标阳，标本异气，故或从本或从标，而主治须审也。然少阴太阳亦有中气而不从者，以少阴之中太阳水也，太阳之中少阴火也。同于本则异于标，同于标则异于本，故皆不从中气也。至若阳明厥阴，不从标本，从乎中者，以阳明之中，太阴湿土也，亦以燥从湿化矣。厥阴之中，少阳相火也，亦以木从火化矣，故阳明厥阴，不从标本，而从中气也。要之五行之气，以木遇火，则从火化，以金遇土，则从湿化，总不离乎水流湿、火就燥，同气相求之义耳，此注甚明。知此而后知邪正之胜负，表里之传变也。

太阳为开，阳明为阖，少阳为枢；太阴为开，厥阴为阖，少阴为枢。

太阳膀胱，气化上行，外达充于皮毛，以卫外为固，故太阳主开。凡邪自外入，皆太阳不能主开之过。阳明胃经主纳水谷，化精汁洒行五脏六腑，化糟粕传入大肠、小肠，其气化主于内行下达，故阳明主阖。凡是呕逆、自汗等，皆阳明不能主阖之过。少阳三焦内主膈膜，外主腠理，内外出入之气，均从腠理往来，故有邪在腠理则寒热往来，太阳之气不得外达诸证。上下往来之气均从膈膜行走，故有结胸、陷胸。邪欲入胃则呕，甚则呕吐不止诸证，凡此皆少阳不能司其转枢之过也。太阴为开者，手太阴肺主布散，足太阴脾主运行，凡血脉之周流，津液之四达，皆太阴司之，故曰太阴为开也。厥阴为阖者，足厥阴肝经主藏下焦之阴气，使血脉潜而精不泄，手厥阴心包络主藏上焦之阴气，使阴血敛而火不作，故曰厥阴为阖也。少阴为枢者，手少阴心经内合包络，下生脾土，故能为二经之转枢。足少阴肾经，上济肺金，下生肝木，亦能为二经之转枢也。此数者，为审证施治之大关键，不可不详究也。

《内经》此数条言人身气化最精，中国注《伤寒》者，尚有人知，西洋医法从无论者，故论形虽精，而论治转粗耳，张隐庵、陈修园注《伤寒》，全本于此，读者详之。

# 十二经脉

经脉者，脏腑气化之路径也，故既明气化，又须知经脉行止之地，其穴道详《灵枢》、针灸铜人图及各医书，为针灸疮伤所必知，兹不详论，只引大概，指明经脉所过，亦以阐气化之迹而已矣。西医剖割人而视之，图出形象，自谓精矣，然不能分出经络穴道，是以虽精反粗。中国针灸，惜少传人，其精妙岂剖割鲁莽之为哉？

手太阴肺之脉，起于中焦，还循胃口，上膈属肺系，出腋下，至肘臂，入寸口，出大指之端。（见图10）

中焦在中脘，即附小肠著胃之油膜也，属之于脾。以五行论，脾土生肺金，故肺脉起于中焦，还循胃中，上膈属肺。《内经》云：食气入胃，散津归肺，饮入于胃，上归于肺，营卫出于胃，而皆布于肺者，此也。从肺系出腋下，至肘臂，则言其中之所过。腋所以生毛者，三阴皆出腋下，厥阴少阴之血从太阴肺气之化，泄出于腋，故生毛也。肘是上一节，臂是下一节，寸口者诊脉之所，其长一寸，以尺泽穴起至鱼际，为一寸也。寸口本是肺脉，而能诊各脏者，以肺为华盖，朝百脉，营卫每日一大会于肺，故即寸口肺脉，可以诊知各脏也。出大指之端，是上鱼际，由合谷，而上大指内侧，此肺脉之行止，即其气化所往来，观针灸治病，全取经脉，而脏腑以治，可知经脉之所系非轻矣。

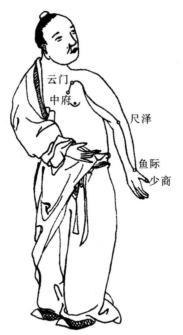

**图10　手太阴图**

肺脉起于中焦，不止一脉，始如散丝，上循胃口，入肺，合总为一脉。出中府穴，上云门穴，走腋下，至肘中约横纹，为尺泽穴，有动脉，至寸口为诊脉之所。至鱼际则脉又散如丝，故不见上鱼际，至大指内侧之少商穴，为金气所发泄也。观肺脉散而后合，至鱼际又散，凡各种之脉，隐见皆如此，足见脉道非洋人所谓之脑筋，亦非但是血管，惟洋医言另有自和脑筋，或与气管会，或与血管会，或里结脑筋，或串连脏腑，与《内经》经脉相似，但洋医不能纪别，惟《内经》分别经脉穴道，至精悉也。

手阳明大肠脉起大指次指之端，出合谷，行曲池，上肩贯颊，挟鼻孔，下齿，入络肺，下膈属大肠。（见图11）

大肠是肺之腑，故大肠经脉亦与肺脉相为表里。肺脉起大指内侧，大肠经亦起于大指之端，而其支又起于次指之端者，以见同源异流之义耳。合谷俗名斧口，皆肺脉交会之所也。三阴经行肘内，三阳经行肘外，手阳明经由合谷上行至曲池，上肩，贯颊，挟鼻孔。

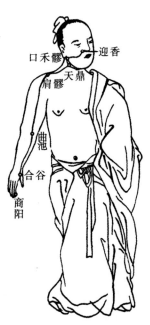

图 11　手阳明图

中西汇通医经精义

鼻孔者，肺之窍也，大肠者，肺之腑也，肺脏开窍于鼻，而腑之经脉即上挟于鼻，脏腑之相应，何其巧也。下齿入络肺，尤其气化所秉承者，由肺下膈属于大肠，知经脉与肺相贯之故，即知大肠全秉肺之气化矣。凡经脉皆出于脏腑，而手之三阴三阳论穴者均由手起，不过便于数穴耳。实则先有脏腑，而后生出经脉，非有此手上之经脉，而后有脏腑也。

大肠与肺，皆主秋金，属商音。肺太阴起少商者，商之阴也。大肠经起食指内侧，名商阳穴，共主金商而属阳也。此一脏一腑，对举之穴。合谷在虎口，秋金白虎之口，手阳明与肺相合处。曲池在屈肘横纹尽处；肩髃在肩骨之端；天鼎喉旁四寸，与食管相当处，故名鼎。禾髎即颊车也，绕齿龈挟鼻，为迎香穴，肺开窍于鼻，而其腑之经脉，终于挟鼻，足见相应之妙用。

足阳明胃经脉起眼下，入齿，环唇，循喉咙，下膈，属胃，络脾，下挟脐，至膝下，入足中指。（见图12）

胃脉起于眼下，绕面行，故

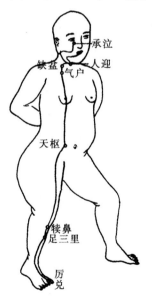

**图12　足阳明图**

人正面均属阳明经；入齿，故龈肉全属阳明；环唇者，脾脏开窍于口，故胃腑之脉从外环之，以应乎脾，亦如手阳明经挟鼻之意；循喉咙两旁动脉，为人迎穴是矣；下膈属胃络脾，所以秉气于脾也。下挟脐至膝下三里穴，膝胫以前，均阳明经之所行。入足中指，阳明脉所止之处。

胃脉上起承泣，在眼下，循面入上齿，出环唇，下至喉旁寸五分，名人迎穴。又下横骨，内为缺盆穴，缺盆骨下陷中，为气户穴，谓肺气与胃脉，相通之门户也。入属胃，又行脐旁二寸，为天枢穴；膝外陷中，名犊鼻穴；膝下三寸，三里穴；皆胃气之大会。至足背为跗阳脉，入中指，其支者，入大指次指之端，名厉兑穴。胃为后天，统主前面，冲任皆归属之。

足太阴脾之脉起大指之端，上膝股，入腹属脾，络胃，上挟咽，连舌本，散舌下。（见图13）

起足大指隐白穴，上膝入股，谓股之内面，入腹属脾脏，

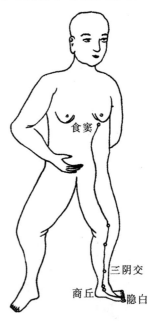

图13 足太阴图

而又络胃，是胃阳明，居太阴之中，故六气标本，谓太阴中见阳明也。上膈挟咽，与阳明同路，惟阳明发于面，而太阴终于舌本，一阴一阳，各有不同。盖阳明为阳之盛，故上于面以卫外，太阴为阴之至，故终于舌下，以生布津液，使津液出于口，用济阳明之燥，此阴阳所以互为功用也。

脾经起大指内侧隐白穴，循内踝陷中，名商丘穴；踝上三寸名三阴交穴，以三阴之脉，交会于此也。循膝内侧，上股，入腹中，属脾，又见于食窦穴，言胃中之食，由脾所化，此为化食之窍道也。从此又络胃，上挟咽，连舌本，散舌下，足见为心之苗，又即脾经之根源矣。舌辨其味，脾即食其味，故脾经散于舌下。外经穴尚可图，若其散行绕络，由胃至舌之迹，则非形迹可图也。

手少阴心之脉起于心中，出心系，下膈，络小肠，复上肺，出腋

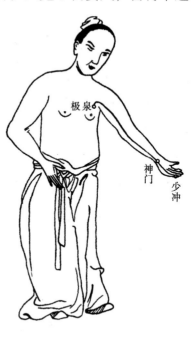

图14　手少阴图

下，至肘，抵掌中，入小指之内，其支者上挟咽。（见图14）

中国旧说心有四系，下通于各脏者，非也。西医剖视并无四系，言心有左右房，左房生血，递出为总血管，分为众管，散于脏腑，周于身，于是入回血管，复循行至心之右，为总回血管，递入心，为血一周，是心之通于四脏者，在血管也。西医名管，而《内经》则名为脉。《内经》云：营行脉中，营周于身，心之合脉也，即是西医之说矣。但西医不能分别各脏，各有经脉，只将众脉管，皆属于心，而不知手少阴心又有专属之脉也。出心系，下膈，络小肠，心所以与小肠相表里也。复上肺，心主血，肺主气，营卫之交会，全在于此。西医谓回血受碳气，皆变紫色，递至总回管，得肺气呼出，则碳气散，而紫血复变为赤，仍入心，由右房递左房，而后出也。《内经》言少阴心脉，复上肺，便是大会于肺之路矣。又出腋下肘，入小指之内，其支者上挟咽，故少阴有咽痛证。

心脉之用事，在下络小肠，为生血运血之路道。其支者，上挟咽，上系目系，此最主气化处也。至于出腋下极泉穴，循肘抵掌后骨际，为神门穴，终于小指内侧，为少冲穴，数穴皆经脉之枝叶也。言针灸者，但论外之经穴，而言气化者，则其内之路道，为犹重也。

手太阳小肠之脉起小指之端，循手外，上肘绕肩，入络心，下膈，抵胃入小肠。（见图15）

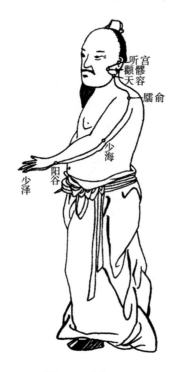

图15　手太阳图

少阴抵掌中，太阳循手外，此足见阴阳内外之不同也。入络心，故太阳经中见少阴，下膈抵胃，小肠与胃原相连接，以司其事也。

小肠之脉，上胃络心，至颈，分上下行，上行至耳下曲颊之后，名天容穴；至面颧锐骨之端，名颧髎穴；

终于听宫，与足少阳相接壤。其下行者，从颈起，至肩际陷中，名臑俞穴；至肘端五分，名阳谷穴；至小指外侧，名少泽穴；此经与膀胱合气，故其司化，与足太阳同。

足太阳膀胱之脉起目内眦，上额交颠，下脑后挟脊，抵腰，入络肾，下属膀胱，循髀外，下至踝，终足小指。（见图16）

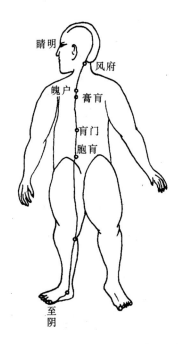

**图16 足太阳图**

三阳经全将人身绕尽，所以卫外为固也。少阳终目锐眦，阳明终于目下之承泣穴，故太阳经起于目内眦，以见三阳相交，而成其总统一身之局也。上额交颠顶上，全属太阳，所以头上生发者，乃膀胱中之气挟胞中之血，合化上行，而生头发，故发名血余，以其根于胞血也。凡乌发均须滋水，伤寒后其发必脱，则又因膀胱气化而后生发，故发又属肾与膀胱之水也。头乃阳气之所萃，故其顶全属太阳经，下脑后风府穴，为太阳经脉之要会，挟脊抵腰，故凡角弓反张，伤寒背脊痛，均属于太阳。入络肾，肾为水脏，阳气之原，膀胱为其腑，故其脉亦下络肾，循髀外，下至踝，终足小指。总之行身之背，自上及下，以周于一身，而主卫外也。

至阴穴在足小指外侧，为阴之极地。太阳之阳，根于水阴之中，故其经亦起于至阴。晴明穴，在眼之大角，而与阳明相交，故称晴明，以见太阳之气，至头面而极盛也。膀胱与胞相连，而胞膜著于腰下十九椎旁，故其穴名胞肓。肓之原根于肾系，上生肝系，在十三椎旁，因名肓门，有肓即有膏，膏生于脾，而内护心，外会于脊，与肓相交，在第四椎旁因名膏肓，此太阳与心相会之穴也。魄户在三椎旁，肺藏魄，而合于太阳，故名魄户。观此经穴，而知其气之相通矣。

足少阴肾之脉起小指之下，趋足心，循内踝，上股贯脊，属肾络膀胱，循喉咙，挟舌本，其支者出络心。（见图17）

太阳经终足小指之外，少阴经即起足小指之下，以见一表一里，相趋应也。趋足心，循内踝，太阳行外踝，少阴循内踝，上股贯脊，属肾络膀胱，脏与腑所以交通。循喉咙者，肾上连肺，声音出于肺，而生于肾也，挟舌本者，肾主液，所以出于口也。其支者出络心，以见心肾相交，坎离互济之义耳。

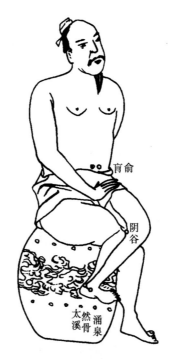

**图 17　足少阴图**

　　足心涌泉穴，为肾脉极底，最忌疮漏泄气。然骨在内踝下前一寸，太溪在内踝后，足跟骨上，此处有动

中西汇通医经精义

脉，《内经》皆以为诊。凡病且死，此脉不绝者，尚可救治。阴谷在膝下屈膝之间，又上股入小腹，络膀胱，循脐旁一寸，名肓俞，谓肓膜之要会，在此也。入属肾，上络心，循喉咙，挟舌本，虽不列穴名，而肾经之主化。在络心、循喉、挟舌处为尤多，舌下涌泉为肾液所出，犹津道之要也。

手厥阴包络之脉起于胸中，属心包络，下膈，历三焦，出腋入肘，抵掌中，循中指之端。（见图18）

西医谓心之上面，周围有挟膜裹之，即包络也。包络上连肺系，由肺系连及于胸内之四面，皆是油膜，又下为膈膜，又下为网油膜。所谓膜者，皆三焦也。三焦与包络相通，其迹如此。

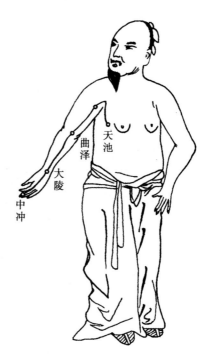

图18　手厥阴图

故包络之脉，下膈历三焦也。出腋入肘，抵掌中，循中指之端，故中指应心，亦由于此。

包络与三焦，只一油膜相连，故其脉从三焦，至胸中而归并于心包。出于乳后一寸、腋下三寸之间，名天池。脉过腋下，至肘，抵曲肘陷中，名曲泽穴，刺痧疫多取此出血，以泻心包之邪也。大陵在掌后两筋之间，又中指之末名中冲，妇孕则此穴脉动，足见心包血旺也。

手少阳三焦之脉起小指次指之端，循手表上贯肘，入缺盆，布膻中，络心包络，下膈属三焦，支者出耳上角。（见图19）

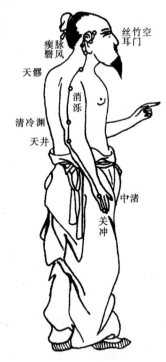

丝竹空
耳门
瘈脉
风
天髎
消泺
清冷渊
天井
中渚
关冲

图19　手少阳图

三焦根于肾系，下为胞室，当膀胱上口为下焦，中为连网，附着小肠为中焦，上为胸膈，又循胸而上，统名为膻，上连肺系，而下入为心包络，故三焦与命门，同司相火，以其油膜相连也。三焦与心包络相表里，亦以其油膜，从膻膈而上入为包络也。三焦经脉贯肘，故肘上消泺、清冷渊穴，种牛痘，能发出肾中之毒，亦以三焦之原，根于肾系故也。膻中古本省作胆，后人不知膻为何物，遂误胆为膻。夫胆在膈下，此云布胆中，络心包络，然后下膈，则知胆系膻字之省，非苦胆也。此等字唐宋后均不之辨，安可以注《内经》。

少阳为冲阳，故第一穴名关冲，小指次指陷中名中渚，抵掌后高骨。凡三焦气旺者，此骨乃高起，上至肘外大骨缝中，名天井穴，再上二寸，名清冷渊，以与手太阳经会，而合于寒水之气也。再上至肘外对腋，为消泺穴，言其主相火也。上至缺盆、天髎穴，即内入心包，散行下膈，而属于三焦。西洋言腹中统膜，皆有自和脑筋，如网络之意，即三焦经脉散布之义，至缺盆合为一脉。支者，更上耳后尖骨陷中，名翳风穴，再上为瘛脉穴，风、瘛皆肝筋所主，而焦膜乃生筋之原也，故此二穴，有此二名。又绕耳前，为耳门穴，至眉尾空窍，为丝竹空穴，具见肾开窍于耳，而三焦为肾，故其经绕耳以应之也。

足少阳胆之脉起于目锐眦，绕耳前后至肩下，循胁里，络肝属胆，下至足，入小指之间。（见图 20）

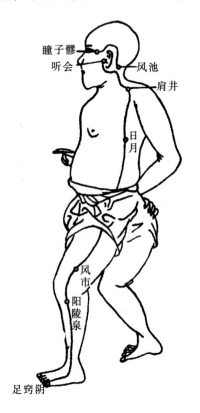

**图 20　足少阳图**

足少阳脉与手少阳脉均行于耳，均司相火，内则三焦之膜连肝而及于胆，外则三焦之经，络耳而交于胆经，此以见脏腑相通之妙。

足少阳起目锐眦，名瞳子髎穴，绕耳前陷中，名听

中西汇通医经精义

会穴，绕耳后发陷中，名风池穴，皆少阳风木所发泄处。下至肩上陷中，名肩井穴，循侧旁，下至肝期门之下五分，名日月穴，胆脉实从肝胆出于此穴，然后上下行也。下行至股外，垂手中指尽处，名风市穴，膝下一寸为阳陵泉穴，循外踝，至小指次指之间，窍阴穴而终，阳经根于阴穴，以见阴生于阳中也。

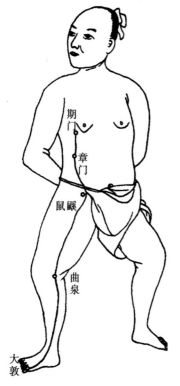

**图21 足厥阴图**

足厥阴肝之脉起大指丛毛之际，上足跗，循股内，过阴器，抵小腹，属肝络胆，挟胃贯膈，循喉咙，上连目系，与督脉会于颠顶。（见图21）

毛发皆血之余也，肝主血，故肝经起于足大指，而其间即生丛毛，以为主血之验。阴器名为宗筋，乃通身筋之所主，属肝经，故肝脉绕于阴器也。小腹两旁皆属肝经，故有寒疝等证。络胆者厥阴之脉，中见少阳，肝与胆相表里也。挟胃者，肝木清阳之气上升疏土，所以化物，贯膈循喉咙，故肝气逆有呕满诸证。上连目系，肝开窍于目也，与督脉会于颠顶，督脉属肾，为肝之母，会于颠顶，子会于母也。目系颠顶，内为脑髓，脑风晕迷，均肝所司，以其脉相通也。西医详论脑髓，而无治髓之药，盖不知髓系督脉所生，又不知髓是肝脉所贯，岂知其治法哉？

大敦在足大指丛毛中，循足内侧，上至曲泉，在屈膝横纹尽处，诸筋会于膝之穴也。循股内，抵阴器之横骨尽处，名鼠鼷穴，绕阴器，故生毛，肝血所发泄也。抵少腹，上肋，曲肘尖处为章门穴，再上为期门穴，乃肝之募，谓肝膜之所通也，从此入属肝脏，此为肝下行之脉，贯膈络胃，循喉咙，上连目系，则开窍于目，与督脉会于颠顶，阳经惟太阳最长，阴经为厥阴最长，乃气血之司领也。

## 冲任督带

十二经，正经也，又有八脉名为奇经，兹不具论，而单论此四脉者。盖阳维、阳跷，两脉附于太阳经，行身之背，以太阳统治之矣。阴维、阴跷两脉行身之前，附于太阴，以太阴统治之矣。惟此四脉，主治有别，不能赅于十二经中，故另详之。西医画脉管，枝分派别，可谓详矣，然论络不归于经，论经不归于脏腑，譬之有千军而无一将，则亦无所统属矣。至于奇经八脉，中国且久不讲，何怪西医不知耶。

冲脉起于少腹之内，胞中挟脐左右上行，并足阳明之脉至胸中而散，上挟咽。（见图22）

胞中名为气海，乃呼吸之根也。人之呼气，由气海上胸膈入肺管，而出于喉，其路径全循冲脉而上，故《内经》云：冲为气街，盖指此也。凡是气逆，均责于冲，故仲景有降冲逆之法。胞中又名血海，胃中饮食之汁，奉心化血，下入胞中，即由冲脉导之使下。故《内经》云：女子二七而天癸至，太冲脉盛，月事以时下也。总之，胞中为先天肾气、后天胃血交会之所。冲脉起于胞中，导先天肾气而上行，以交于胃，导后天阴血下行入胞中，以交于肾，导气而上，导血而下，通于肾，丽于阳明，冲脉之所司可知矣。

冲脉者，出气之冲街也，气生于丹田，而其出路则在脐下三寸，膈中行旁开五分，名气街穴，是气之出路，故名气街。近医因《灵枢》言胸气有街，腹气有街，头气有街，足气有街，遂不能指出气街穴在何处。

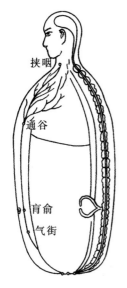

挟咽

通谷

肓俞
气街

**图22　冲脉图**

然《内经》明言起于气街，挟脐上行，则明指气街穴在脐之下也。今人改气街作气穴，大失经旨。由气街至脐旁，为肓俞，肓即膜也，丹田之膜，上会于脐，故此穴名肓俞也。又上胸，至通谷穴而散，盖有膜上胸则散为肺衣而全包肺，故冲脉亦至此而散。肺衣会于咽，故冲脉又挟咽而止，总见气出于丹田，循脐旁，上胸中，走肺衣中，又上会于咽，则气从之出矣。膜中气行之道路，即名冲脉，冲主气，与任之主血者不同。可知十二正经，奇经八脉，各有所主不同，皆各脏腑气血往来之道路，有散有合，不得但指血管，以为经脉也。

任脉起于少腹之内，胞室之下，出会阴之分，上毛际，循脐中央，至膻中，上喉咙，绕唇，终于唇下之承浆穴，与督脉交。（见图23）

督脉在背，总制诸阳，谓之曰督；任脉在腹，总统诸阴，谓之曰任。阴阳相贯，故任与督两脉必相交，下则交于前后阴之间，上则交于唇之上下也。

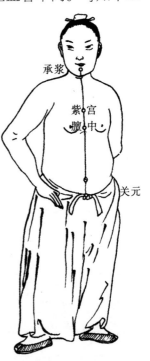

图23　任脉图

承浆

紫宫
膻中

关元

以先后天论之，督在脊，属肾属先天；任在腹，属胃属后天。先天主气，下交胞中；后天主血，下交胞中。全在此二脉也。以水火论，督脉属气属水，任脉属血属火，是任脉当又属之心，心肾相交，水火既济，皆由于此，故任脉者，阴脉之海也。

任脉起胞中，下至两阴之间，名会阴穴，谓与督脉相会，而当两阴间，故名会阴。上至少腹聚毛之处，名中极穴。又上至脐下三寸，为关元穴，乃元阳元阴，交关之所也。出脐中，上行至于鸠尾，上二寸六分，为膻中穴。膻中是心包络生血而出，随任脉上下运行，故任脉之穴，兼具包络之名，正见任脉为心包行血也。从膻中上行，三寸二分陷中，为紫宫穴。紫宫者，指心而言也。心应《洛书》九紫离卦，故名紫宫。任脉至此正内合于心，故以心位名之，正见任脉为心行血之统脉也。又上至唇下，为承浆穴，与督脉交，而任脉终。其支者，循面而至于眼下，细观任督之交会起止，而知督脉主阳主气，任脉主阴主血，互相贯通，为生身之总司也。

督脉起于肾中，下至胞室，乃下行络阴器，循二阴之间，至尻贯脊，历腰俞，上脑后，交颠至囟会，入鼻柱，终于人中，与任脉交。（见图24）

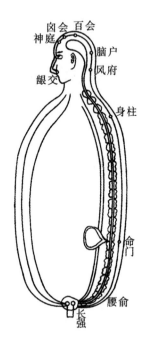

图24 督脉图

督脉起于肾中，下至胞室，肾中天一所生之癸水入于胞中，全在督脉导之使下也。肾气至胞，任脉应之，则心胃之血，乃下会于胞中，此为任督相交，心肾相济，道家坎离水火交媾之乡，即在于此。督脉络阴器，循二阴之间，与任脉会于下也。贯脊上顶，交于人中，与任脉会于上也。今细察其脉，由鼻柱上脑贯脊抵肾，由肾入胞中。据此路道观之，乃知督脉主阳主生肾气。盖气生于天阳，吸入鼻孔，至脑门下，肺管循背脊而下入肾，又由肾入胞中，故吸入则胞中满也。吸入之气，实由鼻由脑由脊而下，故掩鼻张口，能出气而不能吸气，盖吸由脊下，非从鼻脑不能入也，呼由膈出，故张口能出气也。吸由脊下，督脉主之，知督脉之所主，乃知气之生化。再详天癸及膀胱条。

督脉起于胞中，出会阴穴，至尾闾骨端，名长强穴，上至二十一椎，名腰俞穴，是腰肾筋膜所连也。再上十四椎，当肾正中，为命门穴，乃肾系贯脊之处，为督脉之主。盖任是心血所司，督是肾气所司，故命门为督脉之主穴也。又上至第三椎为身柱穴，肺肾相交，为一身元气之宰，故称为柱。再上大椎，至发际一寸宛中为风府，发上二寸五分为脑户，即西医脑后叶之中缝也。至颠顶为百会穴，与肝脉交会于此，前行当囟门，为囟会穴，谓心神上照于髓，以后知觉，是神与髓会之所也。又至额上发际为神庭，亦是心神上出于此之义。下鼻准，至齿缝龈交穴而终。盖人身吸天阳入鼻，循脊下肾系，而入丹田，总归督脉所主化气化精，为人身命之原，总督周身脏腑，故称督也。

带脉当肾十四椎，出属带脉，围身一周，前垂至胞中。(见图25)

带脉总束诸脉，使不妄行，如人束带故名。究带脉之所从出，则贯肾系，是带当属肾，女子系胞，全赖带脉主之，盖以其根结于命门也。环腰贯脐，居于身之中停，又当属之于脾，故脾病则女子带下。以其属脾，而又下垂于胞中，故随带而下也。

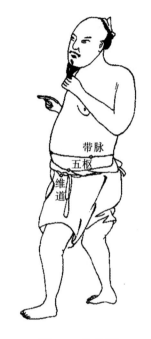

**图25　带脉图**

带脉后在十四椎当肾之中，前在脐，绕腰一周，带脉一穴则在季胁，当少阳部位。前图带脉三穴，一带脉穴，在足少阳胆经，季胁之下一寸八分，再下三寸，为五枢穴，又下为维道穴，似带脉绕行三匝，而有上、中、下三穴也。然《难经》云：带脉起于季胁，回身一周，无三匝之说也。又经《灵枢》曰：足少阴脉，别走太阳，至十四椎，属带脉，后人遂以带为肾之别脉，非也。属带脉者，谓其为带脉所管束，非言带脉是肾之脉也。因其穴居少阳之界，以为少阳脉者亦非也，肝胆能为带脉之病，然带脉终非肝胆之脉，盖带主管结前后，前束任而经心、小肠之脐中，后束督而经肾系之中。人身惟脾主中州，交合水火，带脉适当腰腹之中，应归为脾之脉也。其穴在胁，亦以前不居任位，后不居督位，正见其管束前后也。或疑带脉不与脾连，岂知腹中膜油皆脾之物，肾著汤治带脉，以脾为主，女科以妇人带下，皆归于脾，良有以也。

【按】此四脉，督在背，总统诸阳，属先天；任在腹，总统诸阴，属后天。冲脉丽于阳明，而通于胞宫，由后天以交于先天肾者也；带脉出于肾中，以周行脾胃，由先天以交于后天脾者也。四者互为功用，不可不详究焉。

# 中西汇通医经精义　下卷

蜀天彭县唐宗海容川　著

## 全体总论

以上所论脏腑形体大略皆具，其有未尽者，补注于此，内有重出之义，取求详，不嫌词费。西医有《全体图考阐微》等书，将骨脉皮肉脏腑，层析剖割，以示精详，而究于阴阳气化，皆不能知，似精实粗，读者参考自见。

五脏者，所以存精神、血气、魂魄者也；六腑者，所以化水谷而行津液者也。

精神、血气、魂魄，已详五脏所藏条，兹不再注。六腑化水谷、行津液，亦皆见六腑条矣。但肠、胃、膀胱，人皆知其化水谷，而三焦与胆，所以能化水谷者，人多不知也，只缘不识三焦为何物，又不知三焦为决渎之官。读吾所注三焦条，自能知之。胆之所以化水谷者，经旨言胆主清阳之气，上升入胃，木能疏土也。而西医直言胆汁入胃化谷，确有取验，言气言汁，义自赅洽，详十二官及脾、胃、胆、三焦条，参看乃见六腑皆主化水谷，夫谷化则为液，奉心而生血，水化则为津，达肺而为气，故曰行津液者也。西医言肠胃及各吸管中，有养汁，如牛乳；有明汁，如水。不知明汁即津也，养汁即液也。西医知其汁，而不能言是何物所生。惟《内经》则津生于水，水入化气而为津；液生于谷，谷入化汁而为液，阳津阴液，岂徒知其名物，而不得其治法哉。又详营卫生会条。

脑、髓、骨、脉、胆、女子胞，此六者存于阴而象于地，故存而不泻，名曰奇恒之腑。

西医言脑髓筋，分走脏腑，周身知觉运动均出脑气筋，言之甚详，然究不知脑髓是何物所化生，故其言似精实粗。盖肾主骨，肾系贯脊，通于脊髓，肾精足，则入脊化髓，上循入脑，而为脑髓。是髓者，精气之所会也。髓足则精气能供五脏六腑之驱使，故知觉运动无不爽健，非髓能使各脏，实各脏能使髓也。西医又谓诸骨内之髓与脑中者不同，又不知骨是髓之所生。《内经》言髓生骨，诸骨中之髓与脑无异，惟诸骨中杂有油膜、血丝耳，盖由脑髓散走诸骨，皆穿膜附筋以入骨，所以内杂油膜、血丝，岂可云髓有不同耶。脉者，血之道路也，详心肾条。胆附于肝，已详胆条。女子之胞，男子名为精室，乃血气交会、化精成胎之所，最为紧要。西医剖割精矣，乃于膀胱之后，大肠之前，只知女子有胞宫，而不知男子亦有胞宫，以女子之胞极厚且大，中空可验。男子之胞，只是一层挟膜，扁薄而不可见，故只知男子有精管，而不知男子之精管，即从胞中出也，特人死胞缩精收，故扁且薄，西医忽不及察也。此胞又名气海，气入则脐下胀，是其验矣，又名丹田。详天癸条。此六者，存而不泻，虽胆汁有出入，而究与六腑之输泻者不同，异于常腑，故曰奇恒之腑。（见图26）

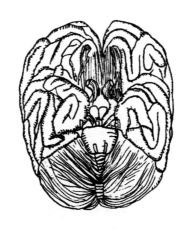

**图26　脑髓图**

西医言脑筋主知觉运动，大脑在前，小脑在后，中为中脑，有裂有回，分歧叠积，耳目口鼻，全与脑通。脑经分布，又散行于脏腑肢体，凡知觉运动，皆脑司之也。此说半是半非，已详辨于上卷《五脏所藏》篇。至于脑汁，究是何物所生，则西医不知。盖肾精生髓，由脊上行，以入于脑，是为髓海，在头者名脑，在众骨中者名髓。《内经》盖分为二，故云髓会绝骨，而此与骨、脉、胆、胞，合为六者，则分为二而言之也。又西医治脑无药，不知脏腑经脉，皆交于脑，源流出入，岂无其路耶？

西医详图骨式，有相连而凹者，有相连而凸者，有如锋者，有如椎者，有骨裂，有骨衣。骨皆外坚中松，有筋相连，有脉管、回管、脑筋，透入于骨。究人身诸骨，则知上帝造创之功大哉！然西医未知何者为主骨，何者为辅骨，何处骨大而反不紧要，何处骨小而反关生死。如中国之《洗冤录》。检验伤痕，分别制命与否，则论骨较精。至于《内经》言骨，更能探其源头，曰肾生髓，髓生骨，则知腰脊为主骨，四肢为辅骨。骨属肾水，而筋属肝木，筋著于骨者，水生木也；骨赖筋连者，母用子也。骨中之髓，又会于绝骨，齿又骨之余者矣，观齿之生落，而知男女老幼各有其时，无不下应肾气，则知髓生骨之理，非徒知其形而已也。（见图27）

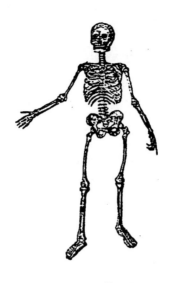

图27　骨　图

此后面脑筋图，西医
又有前面脑筋图，不具载
者，以脑髓生于肾，循脊
贯脑，为督脉所司，其前
面脑筋，总皆以后面者为
本也。（见图28）

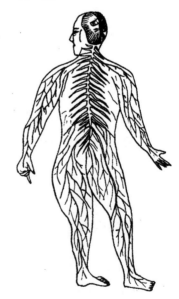

图28　脑筋图

此总脉管，据《内经》考之，即任脉也。身之背亦有脉，而不图之，以血之所主在于任脉。至于动脉，或隐或见，或散或合，有深浅分合之殊，又西医所未言。（见图29）

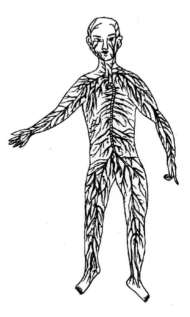

**图29　脉管图**

胞宫之蒂，发于肾系，下为一大膜，前连膀胱，后连大肠，中间一个挟室。男子丹田、气海，又名精室，女子又名子宫、血海。阴道之内，结束为子宫下口，可收可缩，又名子脏。仲景所称妇人脏躁，脏结痛引阴筋，皆指此言，血管全绕，网膜全包，一主气，一主血，交会于此，为生化之大源。（见图30）

胃、大肠、小肠、三

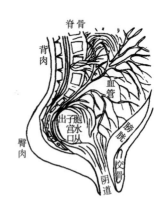

脊骨
背肉
血管
出子宫水从口
膀胱
交骨
臀肉
阴道

**图30　胞宫图**

焦、膀胱，此五者，天气之所生也，泻而不存，受五脏浊气，名曰传化之腑，输泻者也。

糟粕形质之物，皆曰浊气，由此五者传化，主输泻而不留，故名传化之腑。三焦与肠胃并论，是三焦明有其物，后人以为空腔子，岂不谬哉？详三焦条。各图见上。

魄门上为五脏使，水谷不得久存。

魄门，肛门也。肺藏魄，肛门上合于肺，故名魄门。肺在上总统五脏，而魄门在下，令五脏之浊物从此而出，故为五脏使。既名魄门，便知为肺所司；既为五脏使，便知肺亦能绕五脏也。男子肛头，西人图之最悉，盖彼以刀割治病，不得不详其形迹。然用心则苦，而操术实粗。中国痔漏等证，擅长者多矣，何尝以刀割为能。

人有髓海，有血海，有气海，有水谷之海，以应四海。脑为髓海，胞为血海，膻中为气海，胃为水谷之海。

西医论髓，以为知觉运动之主，谓脑髓筋达于脏腑肢体，而后能司知觉运动也。西医知脑髓之作用，而不知脑髓之来历。所谓脑筋，但言其去路，而不知髓有来路，所以西法无治髓之药也。不知背脊一路髓筋，乃是髓入于脑之来路也。盖《内经》明言肾藏精，精生髓，细按其道路，则以肾系贯脊，而生脊髓，由脊髓上循入脑，于是而为脑髓。是脑非生髓之所，乃聚髓之所，譬犹海非生水之所，乃聚水之所，故名髓海。既聚于此，而又散走脏腑肢体以供使用，如聚钱者，库也，而用钱者，人也，人能用钱，而钱不能用人，脏腑肢体能用脑髓，非脑髓用各处也。再者髓之生由于肾，欲补髓者，即从肾治。肝脉入脑交颠，目系贯髓，凡神魂晕迷风狂，皆从肝治之，即是治髓。脑又通鼻，可从肺治；髓筋入心，可从心治；髓筋聚于胃，又可从胃以治之。西医论髓特详，而无治法，不抑谬哉？胞为血海，已详天癸条，盖血生于胃之水谷，化液上肺，奉心化血，循冲任脉，下入胞中，既聚于胞中，化精化血达于周身，皆在于此，参看天癸条自明。膻中为气海，此有两说，一说丹田为气海，即胞宫也，呼吸归根之地，名之为气海亦宜，详膀胱、三焦、天癸、营卫条。此云膻中为气海者，盖指气之出纳在乎肺也。膻乃胸前大膜膈也，膻之中即胸中，只有心包络与肺，故前云膻中者君主之官，是指包络言，此云膻中为气海，是指肺言，以包络与肺均在膈内，故均可名膻中也。膻膈之与包络相通，已详十二官条，此言与肺相通，其道路又须详言，气之根在脐下丹田，即油网中一挟室也，由油网走脐旁，上生膈膜是为膻，由胸膈循腔子，上连肺系，气之出路，即由此通于肺管，故凡咳嗽，则胸前痒滞，皆膻膈间气不得利也，欲知膻之治法，当参看肺、肾、三焦、包络条。胃为水谷之海，水主化气生津，谷主化液生血，一则糟粕入大肠，一则余质入膀胱，另详肠胃、膀胱各条。脾与胃，互为功用，又须看脾之作用。

胸腹者，脏腑之郭也。

胸内最上为肺，肺下为心，为包络，包络上连肺系，肺系连腔内之薄膜，其膜循腔子而下，是为膻膈大膜，绕筋骨一周连于肝，附于脊。肝体半在膈上，半在膈下，膈附于脊，下行为板油。连于肾系，又下为网油，网油上行而连于胃，小肠下行而连于大肠、膀胱，是为腹中也。脾在胃后，贴脊，居网油上，网油即三焦也，上胸下腹，均从网油连及，以为脏腑之道路，故曰胸腹者，脏腑之宫城也。以部位言之，胸上属肺，胸膺之间属心，胸膺之下属胃，大腹与脐属脾，脐又属小肠，脐下属肾，膀胱亦当脐下，故脐下又属膀胱，大肠在膀胱之后，故脐下又属大肠，宜详其层次也。血室乃肝所司，血室大于膀胱，故小腹两旁谓之少腹，乃血室之边际也，属之于肝。少腹上连季胁亦属肝，季胁上连肋骨属胆，分别部居，各从其位。（见图31）

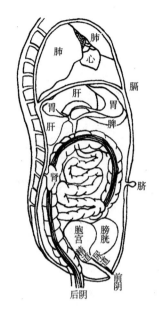

图中标注：肺、肺心、心、肝、膈、胃肝、胃脾、肾、脐、胞宫、膀胱、后阴、前阴

**图31　胸腹图**

　　腹与胸分三停，上停名胸，在膈上，心肺包络居之。心与包络，从著脊处油膜中下通肝肾，肺有薄衣，连及胸内，前面之膜，为肺通中下焦之路，肺系上连包络，后著脊，前连胸膈。肝体半在膈上，半在膈下，胃附肺系，透下膈，横曲如袋，胃下为小肠，为大肠，为肝胆，是为中停，皆生连油膜之上，即中焦也。脐以下为下停，有膀胱，有胞宫，有直肠，皆生连油膜上，即下焦也。后世不知焦从臁，因不知通身之膜，皆是三臁，故读经文者，少识精义。西医曰腹内统膜，一丽腹里，一包脏腑，一成筋以束脏腑，肝胃脾，小肠大肠横

回、直肠上截、子宫蛋核，此被全包。如大肠头、小肠头、大肠上下回、直肠中、阴道、膀胱，此不全包。如左右肾，此被遮过，专包一脏曰包膜，兼包两脏曰连膜，折叠成筋以束脏腑曰筋膜，西医言膜如此其详，证以三焦之说，而精义始出。

膻中者，心主之宫城也。

前言膻中为气海，是指肺言，此言膻中为心主之宫城，是指包络言。膻为膈，包络居膈之中，故曰膻中，为心主之宫城，相心宣化，详十二官条。

此胸下一层膈膜，后著脊，左右连筋骨尽处，中叶连胸之鸠尾，即膻是也。膻之下层通腹中，膻之上层为胸内之薄膜，连心系，名包络，又名心主。包络是心外卫，膻中是包络外卫，其形难图，故只图膻以明之，究膻之根，附脊骨与肝系相连，而下乃连及肾系，是三焦少阳所发出而布于膈也。（见图32）

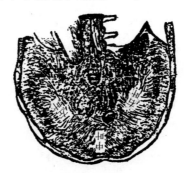

图32 膻中图

胃者，太仓也。

胃主纳谷，故名太仓，胃之所以能纳谷，详十二官条。

咽喉小肠者，传送也。

咽喉居胃之上，传送而入小肠，居胃之下，传送而出，二者皆为胃之使，故治咽喉与小肠，宜以胃为主。

胃五窍者，闾门也。

《医林改错》言胃有三窍，上下窍纳谷，传入小肠，又有一窍出水入油膜。西医言胃通体，均有微窍行水入连网。予已详胃、三焦条，兹云五窍其义尤详，盖上窍主纳水谷者也；下窍入小肠，主化谷之糟粕也；旁窍入三焦膜油之中，主行水之余沥也；中通于脾为一窍，所以化水谷者也；上输于肺为一窍，所以布精汁者也。故云胃五窍者，闾门也。唐宋以后无人知之，即西医剖视又何尝精细似此。（见图33）

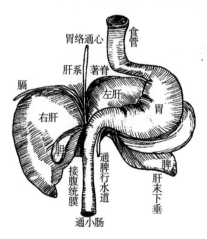

**图33 胃五窍图**

西医言胃有肝膈大筋、胸膈大筋，互相牵住，使不得动，不知胸膈筋，是互通三焦之窍，肝膈筋，是循脊上肺通心之窍。《内经》所谓胃有大络，上通于心也，又曰脾之与胃，以膜相连，故又通脾。西医识其形，而未明其理也。

廉泉、玉英者，津液之道也。

二穴在舌下，足少阴肾主化气上行，气即水也，故气之所至皆是津液，肾津必上于口，然后气泽能布于下。仲景《伤寒论》，以存津液为主，亦以其气化所存，人赖以生也，可不重欤！二穴举舌，即可逼视，不必再图。

腰脊者，身之大关节也。

腰为肾系所贯，脊为髓筋所通，人身骨节皆主于肾，而生于髓，腰脊为肾与髓所在，故为身之大关节。凡治骨节，当知所主矣。西医脊骨，析剖甚详，然不知脊所重者，全在于腰也，且全身大骨，皆从腰发源，不知肾主骨之理，则辨骨无益。

肢胫者，身之管，以趋翔也。

肢是手节，胫是足节，其骨最大，中空故名管，管中有髓及脂，以主运动，故能趋翔。西医言手足骨中之髓与脑脊之髓不同，谓其中杂脂油也，不知由脑脊散达肢胫，皆以筋肉相连，肉内有脂油，即附之而入骨，是以手足骨中均杂脂油。脂脾所司，髓是肾所司，兼脂油，是脾肾合致其功，故脾主四肢，肾主肢胫。西医图四肢之骨详矣，惜未知其所统属，则治法不明。

茎委者，身中之机，阴精之候，津液之道也。

茎，阴茎；委，垂卵也；机如泰西机器之机。所以出精行溺，精窍通于肾。西医谓睾丸主生精，非也，内宫无睾丸，友人王东樵观面问过内宫，亦有精能泄出，可知睾丸非生精之物，乃发精之物，《内经》明言阴精之候，盖指此耳。溺窍通于膀胱，膀胱者，津液之腑，故溺窍名为津液之道，究之茎委，乃肝之宗筋，肝脉所绕也，故皆以治肝为主。宗筋主束骨而利机关，故人身之机关皆听治于此。西医图阴器甚详，然此等物事，人人皆自具之，何待详图，但西医以剖割为治，此处为地无多，非详不能下手。若《内经》仲景之法，针药灵妙，无取刀割之粗，故不须图，且西医图之，而究不知阴器所主之妙理也。

咽喉者，水谷之道也。

咽喉乃胃之上口，在喉咙之后，主进水谷，故治咽以胃为主，病在咽，则水谷不得下。

喉咙者，气之所以上下者也。

肺之上管为喉咙，在咽之前，主气之呼吸，气不利，声音不利，病在喉也。（见图34）

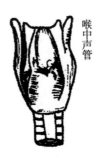

**图34　喉咙图**

西医名为总气管，自肺以下，分支入肾，透入丹田，主吸天阳，熏蒸膀胱之水，化气上出，循腹至胸，从肺系而复归于总气管，气从前面出，从后面入，而皆由总气管，故曰所以上下也。

会厌者，音声之户也。

会厌在喉咽之两旁，能张能收，食入则收，掩其喉，音出则张开，故曰音声之户，乃喉之门也，当属肺。（见图35）

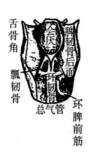

**图35　会厌图**

西医名为声管，前为会厌，后为瓢韧骨，两旁皆有内皮，中衬筋膜，收放出声，四围有数十小核，生涕以润声管。又云有上下二筋。下筋缓，上筋紧，收放出声。《内经》云：风寒客于会厌，则暴哑，正此筋不能收放也。

口唇者，声音之扇也。

唇开合而后语句清明，故曰声音之扇。口唇属脾，故有脾中风，唇缓失音之证。

舌者，声音之机也。

舌者心之苗，言为心声，故舌能辨音，究音之所由生则根于肾气，肾脉上挟舌本，故舌动而后能发音。

机者谓其伸缩转掉，声只是响出于喉，音则分宫、商、徵、角、羽。其辨在舌，肾津上廉泉、玉英穴，以出于舌，则滑利声清。舌属心火，赖肾水济之，肾脉络舌，所以转舌也。（见图36）

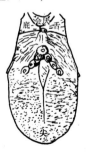

图36　舌图

悬雍垂者，音声之关也。

喉间之上腭，有如悬雍之下垂，俗名帝丁，音从此出，故曰音声之关，此属之肺。（见图37）

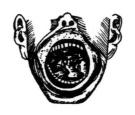

图37　悬雍垂图

余见哑人，皆无腭上帝丁，盖会厌大张，无关栏，则气不收束，气散而不能成音也，俗名咽舌，谓食入则掩其喉，不令水谷入内也。然哑人无帝丁，水谷亦不得入气管中，则帝丁者，实主音声，而为之关键也，居气管之口，当属于肺。

颃颡者，分气之所泄也。

颃颡即上腭，气从此分出于口为唾，分出于鼻为涕，故曰分气之所泄也。

横骨者，神气所使，主发舌者也。

横骨在舌，本心存神而开窍于舌，故横骨为其所使，以为发舌之机，此数节详论咽喉口舌发音之道，可以得治法矣。（见图38）

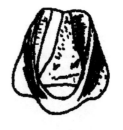

图38　横骨图

此西医所图，名环韧骨，在会厌之下。当会厌，又有半边韧骨，名为会厌韧骨，与舌根相连，主发舌者也。韧骨以膜相连，又有筋牵之，最灵动，以供心神肺气之所使。神与气当分论。

五脏六腑之精，皆上注于目。

前言肝开窍于目，言其大要也，此言五脏六腑之精，皆上注于目，则分析更微矣。夫肝脉入脑，通于目系，故开窍于目，至五脏六腑所以通于目者，西医云：脑气筋通各脏腑，据此则各脏腑之精，循脑筋而上注于目也。（见图39）

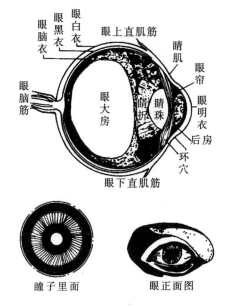

图39　目图

### 骨之精为瞳子

瞳神属肾，故其色极黑，肾主骨，故曰骨之精，为瞳子，凡病瞳子，多是肾虚。

### 筋之精为黑眼

肝主筋，肝之精汁，上注为眼黑珠，眼科书谓之风轮，亦以肝主风也，治黑珠，当以肝为主。

### 血之精为络

白珠外有红肉裹之，而结于大眼角内者，即络也，乃血之精，属之于心。凡起血翳，均当治心血。

### 气之精为白眼

气属于肺，白眼生病，多是肺受湿热。

### 肌肉之精为约束

约束即眼皮，乃阳明胃脉所绕，为脾经肌肉之精所结聚，凡是肿、烂、涩、痒，皆脾经风湿热也。

里结筋骨、气血之精，而与脉并为系上属于脑，后出于项中。

此又总言目系入于脑中，而通于脑后，以见五脏之精，全由脑入目，可以知治目之路径矣，大指治气轮、血轮、肉轮。药气可由喉咙、颃颡而上通于脑，其路最捷易治。治黑珠必循肝脉而上入于脑，其路略深，治瞳子必由肾、督脉而上入于脑，其路更深，未易治也。

西医有衣筋肌折之辨，亦云详矣，然不能分出脏腑所属，则不得其治法。惟《内经》五层，眼皮为肉轮，红筋络之为血轮，白珠为气轮，黑珠为风轮，瞳子为水轮，分此五脏，则义有所归。再者目系入脑，而贯项后，所以瞳仁反背，脑后可针，虽西医未究到此。

### 诸脉皆属于目

太阳脉终目内眦，少阳脉终目外眦，阳明脉绕眼，终目下承泣穴，厥阴脉入脑而交于目，系肾之督脉，入脑通于目系，手少阴心之脉，其支者上挟咽，系目系，惟太阴之脉不上于目，故曰诸脉皆属于目。

### 诸髓皆属于脑

西医言手足骨中之髓与脑髓不同，不知实发源于脑髓，散走诸骨，每骨节有筋脉、油膜相连，故诸骨中之髓，杂有油膜、血丝，其实诸髓皆属于脑，而脑髓又生于肾也。

### 诸筋皆属于节

节者，骨节也。骨属肾水，筋属肝木，水生木，故骨节之间亦生筋，而筋又为骨之使也。凡病骨节皆责于筋。西医详骨与髓，而于筋甚略，因彼但以运动属之脑气，不以为筋所主也，然使无筋，则骨不联属，又乌能运动哉？

## 诸血皆属于心

血有肝藏脾统之说，然运行在脾，敛戢在肝，而生复周回均在于心。观西医血管图，可知诸血皆属于心，详心生血条。

## 诸气皆属于肺

气之源在肾，详膀胱、天癸、营卫条。而此云属肺者，以气之总管在肺，故肺主制节，司肾气之出纳，而又制节肝气，使不得逆；制节脾气，使不得泄；制节心气，使不得越。肺之气治，而各脏之气皆治矣。

人之血气精神者，所以奉生而周于性命者也。

人之知觉性也，人之生死命也，性在心，故字从心，命在肾，故肾系曰命门。有此性命，人乃得生，其所以奉生而周于性命之间者，则又赖乎精神。神藏于心，性之所在也；精藏于肾，命之所在也。究精所由生，则是气之变化；究神所由生，则是血之功用。故先言血气，后言精神，而推极于性命。中国注家尚多囿囵，何况西医之泥于迹者哉，详心肾各条。

经脉者，所以行血气而荣阴阳、濡筋骨、利关节者也。

《内经》名脉，西医名管，其实一也。西医详绘管窍，然不能分出经名，不知十二经与奇经八脉达于周身，以行血气，使内阴外阳、筋骨关节，无所不周，病则按经施治，自然得效。经脉以行气血，则不得单指血管言也。

【按】西医有脉鞘，是连膜或筋膜，包裹脉管、回管、脑筋不等。《内经》所谓经脉，亦非西医所能尽见，比如督脉是行气者也，比如任脉是行血者也，二脉已显然不同，安得执西说之死法以衡之。

卫气者，所以温分肉、充皮肤、肥腠理、司开阖者也。

卫气已详营卫条，分肉即在内之赤肉，与外之白肉有分别者也。卫气由内达外，先从分肉而出，故先及分肉皮肤最外一层，阳气由内充于外，以卫皮毛，此为卫气之能事也。详膀胱营卫条。腠理乃分肉之外，皮肤之内，油膜是也。有皱纹，故曰腠理，内发于三焦，乃卫气所行之道路，故气足则肥。卫气昼行于阳则目张而寤，气达于外，不畏风寒；夜行于阴，则目闭而寐，气敛于内，故必拥被以卫，阳入里，则畏外寒也，此皆卫气司开阖之验。详营卫太阳各条。西医不知也。

此西医汗管汗核图也。言汗管，或藏腠中，或隐腠下，缠如螺丝，透至皮肤外，而汗出焉。然西医不知汗所从生，实在膀胱化气，由三焦连网，以达于皮毛也。凡人暑时，饮水多，出汗亦多，而小便反少，是水从皮毛而泻，则不下走膀胱，足见汗之根源，生于膀胱，为

卫气之所发泄。（见图40）

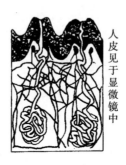

人皮见于显微镜中

**图40　卫分肉图**

此西人用显镜，托大毛皮之形，毛根附近有油核，是血脉散于膜中而成者也。又有汗核、汗管，附毛而生，盖毛皆为血之余，而非血所生也，血从气化，随卫气达于腠理，然后发出。故拔视毛根，只见油与水，而不见血也。（见图41）

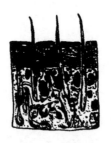

**图41　皮毛图**

志意者，所以御精神、收魂魄、适寒温、和喜怒者也。

此又言重脾肾二者，一主先天，一主后天，为人身

中西汇通医经精义

之本也。肾藏志，志定则足以御肾精，御心神，使不得妄动；志定则足以收肝魂，收肺魄，使不得妄越。脾藏意，主思虑，故能令寒温适其宜，喜怒和其节。志之与意，不綦重哉。西医但以知觉全归于脑，而七情不分，性命不辨，彼之志意与中国同，而何尝知志意所司哉？

是故血和则经脉流行，营覆阴阳，筋骨劲强，关节清利矣。

女子经脉不流行，则月信错乱，周身作痛，男子虽无月信，亦有经脉不流行之证，内外阴阳、十二经脉，皆血所营周覆涛者也，筋骨关节皆血所贯注者也，故必血和而后能流行营覆。

必血和而后能劲强清利，反此者皆宜理血，此论营血。西医有血脉图，然但图血出之道，未图血回之管，又不能分出十二经脉，无当于治，故不载之。夫彼所以不图回血管者，以一来一回，纷而难辨也，夫彼既有难辨之处，宜其不知经脉之说也。

此西医脉管图，只是血运行而出之管，非回血管也，西人执此，辨中国十二经脉及奇经八脉，以为无其事也。《医林改错》亦谓经脉无凭，不知彼皆剖割死人，安能复辨经穴，且经道非血管也。故《内经》言某经多血少气，某经多气少血，足见经道统血气而言，不得以血管、气管当之也。西医言人别有自和脑筋，随各脏腑而异用，或包筋，包骨，包血管，包气管，或散，或合。西医此说，似即《内经》所言之经道，惜西人不通华文，于《内经》未深考也，况任脉专主血，督脉专主气，安得以血管当经脉之说哉？（见图42）

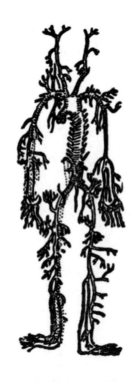

**图42　血脉图**

卫和则分肉解利，皮肤润泽，腠理致密矣。

此论卫气已详，上及膀胱条。

志意和则精神专直，魂魄不散，悔怒不起，五脏不受邪矣。

志和则先天肾无病，意和则后天脾无病，故有此效，详上。

寒温和，则六腑化谷，风痹不作，经脉通利，肢节得安矣。

此节与上相联，乃申明脾藏意、适寒温之义，寒温和则脾气冲和，故六腑能化水谷，脾主肌肉，不作风痹等证，脾统血，主肢节，和则皆得通利而安矣。

卷首详论脏腑，其有未经论及者，皆补于此，人身之气化形质已赅备矣。虽西医剖视，而亦不及《内经》之精。

# 五脏所伤

人必脏腑、血气先有亏损，然后生病，故论病机，先言五脏所伤。

## 忧愁思虑则伤心

心为火脏，火气宣明则能化生血液，流畅筋脉，血脉流行则其志常喜，若反乎喜而为忧愁思虑，则心气遏抑，火郁血滞，故伤心也，治宜宣达心阳，通畅血脉，又常以喜胜忧虑斯愈矣。

## 形寒饮冷则伤肺

肺金畏火，自然惧热。此又云畏寒冷者何也？盖肺之体虽是阴金，而肺之用实主阳气，气布于外则为卫阳，以充皮毛。若衣服失宜，外形受寒，则皮毛洒淅，渐入腠理，发热动饮，为咳喘等证，治宜温散，气布于内，则为宗气，以司呼吸，散津于脾，下输膀胱。若饮水浆、果瓜之属，多受冷气，则阳气不能布化，水饮停积为咳喘、癖痛等证，治宜温降。

## 悲怒气逆则伤肝

悲者，肺主之，过悲则金来克木，木不能达；怒者，肝主之，过怒则肝木横决，血不能静，二者皆逆气也。肝乃主血之脏，血之所以流行不滞，潜伏不动者，全赖气之和平，有以配养此血耳。今其气逆则血逆，肝木郁于下，肝火犯于上，而肝受伤矣。悲则肝木郁于下，宜辛以升散之；怒则肝火犯乎上，宜苦以降解之。然总以养和神，得其平为要。

## 饮食劳倦则伤脾

饮所以润脾，过多则停饮为湿，发为胀泄痰咳之证，土能治水，而反为水所困也，宜渗利。食以养脾，过多则停食为泄为满，脾能化食，而反为食所困也，宜消导。脾主肌肉，劳以运动肌肉，使其活泼，乃益得安然；劳至于倦，必致消瘦发热，盖动而生阳，伤脾之阴，故肌肉反受其病，治宜填补静养。

久坐湿地，强力入房则伤肾。

肾中之阳能化湿气，则水达膀胱，气行肢脊。若久坐湿地，则湿气太甚，而肾阳反受其伤，必生肢脊疼肿等证，治宜燥之。肾中阴精，充足无损则能种子，入房乃其常事，若力已竭，而犹勉强入房，则肾精枯矣，治宜滋补。

# 五脏所恶

五脏各有气化，即各有性情，有性情即有好恶，知其所恶即知治之之法。

## 心恶热

世传五脏辨法，谓肝热筋灼，惊痫瘈疭；肺热咳嗽，气上口渴；脾热肉消，便秘潮热；肾热骨蒸，精枯髓竭。又上焦热，则心烦口渴，头咽目痛；中焦热则饮食减少，肿胀痢疟；下焦热则小便不利，大便失调。热之见证虽不一，而总之归于心经，盖心为火脏，凡是火热，皆心所司，心化血以养火，则火不亢而热除，若火太亢则心血受伤，故心恶热。凡治热证无不用苦药，所以治心之火也。西医见热病，即以水置胸前，此热轻者可以立刻彻去，若热重者，外被水阻，则热反内攻，为热毒伏心而死，现在香港疫证，为西医十治十死，皆此之故也，所以港人逃避，然则西医亦当知变计矣。

## 肺恶寒

肺气如天，居至高布阳气，故在外则皮毛畏寒，恐伤其卫外之阳，在内则胸膈恶寒，恐伤其布护之气。寒伤皮毛，发热咳嗽，寒伤胸膈，停饮痹痛。

## 肝恶风

肝木主风而即恶风，盖血得和气则流畅，血得邪气则消灼凝结。老人中风，小儿惊风，一切风湿、麻木、瘙痒、痉痫，盖无一不当治肝，即无一不当养血。诚以风乃阴中之阳，血中之气，故惟风能鼓荡其血，亦惟血能调养其风。

## 脾恶湿

飧泄洞泄、痞满肿胀、水饮等证，皆是湿气有余，脾土不能克化。五行惟土能制水，土胜则水受制，水胜则土无权，故脾能治湿而反恶湿，脾居油膜之上，膜属三焦行水之道，油属脾，水遇油则滑利不留，此即脾所以制水也。若水太多，则油反受其浸渍，当分寒湿、热湿以燥利之。

## 肾恶燥

肾主藏精，下通水道，上发津液，总系阴精之所运化者也，燥则伤其阴精，骨髓枯，津液少，水道干涩，必用滋润之品，庶几肾水得养。

以上二条经文最简略，然包括之病甚多，但能触类引申，便可通一毕万。

# 脏腑为病

五脏六腑病形百出，然各有自为之病形以为证据，如心为噫，非心止有噫之一证，谓无论何证但见噫气，则知属于心矣，余仿此。

## 心为噫

噫者胸中结气，哽之使出，俗说是打格顿，非也。打格顿与噫，音义不符，打格顿是气厄于胸而出于口，故名曰呃。二者均病在胸前，属心之部位，故皆属心经。柿形象心而蒂苦涩，治呃降心气也。胸满、噫气，乃是肺胃痰火，仲景旋覆、麦冬治之，而必用赭石，破心血、镇心气也。久病闻呃为胃绝，则以其火不生土，心气逆也。心病不止一噫，然见噫气，便知属心，用药乃知方向。

## 肺为咳

《内经》言五脏六腑皆有咳证，而无不聚于胃，关于肺。盖肺主气管，气管中非痰饮，即风寒火燥，令其气逆故咳。有从皮毛口鼻入气管者，有从肠胃膈膜入气管者，当分头治之。

【按】衄、咳二证，道路不同。鼻主吸气，衄字从鼻，是吸入之气管不利，此管详膀胱、肺、肾条。咳字从欠，欠者口气下垂也，口主出气，是呼出之气管不利，此管在胸膈，故每咳必胸前痒滞，详三焦条。

## 肝为语

谵语属阳明燥热，郑声属心神虚恍，而此云肝为语，盖燥热乃木火克土，神恍乃肝魂不清，因而心神扰惑，故皆宜泻木火安魂也。

## 脾为吞

脾主化谷生津，凡口中津液少者，时常作吞引之状，反吞为吐，又是水谷不下之故，皆属脾病，可以互勘。

## 肾为欠为嚏

欠者阴引阳入，故呵欠至而欲寐；嚏者阳引阴出，故喷嚏出而人醒，二者皆根于气海，故肾病则见此二证。

## 胃为气逆，为哕为恐

阳明主纳，其气以下行为顺，气逆则反其令也。冲脉隶于阳明，冲逆亦属阳明胃。哕者，吐秽恶之气也，吞酸、嗳腐之类，皆反其纳物之令也。恐者肾所主，肾水动而胃土不能制之，故恐亦属胃。

## 大小肠为泄

泄多是脾胃中焦之证，然总出于肠中，故皆属于大小肠之病。小肠属火以化谷，火虚则谷不化而飧泄。大

中西汇通医经精义

肠属金以燥粪，燥气不足则粪溏泄。小肠火甚则又胶结为痢，大肠燥甚则又秘结不便，此又为泄之变态矣。

## 下焦溢为水肿

三焦乃决渎之官，前已详注，此但云下焦者，因上焦连心肺，中焦连脾胃，多兼心、肺、脾、胃之证，尚非三焦专责。惟下焦当膀胱上口，为水入膀胱之路，此处不利，则水溢于上，达于外而发水肿，下焦属肾属肝，治宜疏泄肝肾。又肺居高能御下，主通调水道，非开利肺气，不能治下焦也。

## 膀胱不利为癃，不约为遗溺

膀胱下为溺管，溺管淋涩不通为癃。肺主水道，由肺气闭，则宜清利，肝脉绕茎，由肝血滞则宜滑利。据西医之说，以为溺管发炎肿塞，或砂淋内塞，究之皆肺肝两端所致也，又溺管之后为精窍，精窍有败精死血，亦能挤塞溺管，法当利肾。夫肺以阴气下达膀胱，通调水道，而主制节，使小便有度，不得违碍；肝肾以阳气达于膀胱，蒸发水气，使其上腾不得直泻。若阳气不能蒸发，则水无约束，发为遗溺，治宜温胞室，盖膀胱如釜，胞如灶，温胞室者，釜底添薪也。参看十二官条自见。

## 胆气郁为怒

胆者，木生之火也，西医论胆专言汁，不知有汁即有气。故《内经》均以气立论，木气条畅，火气宣达，则清和朗润，其人和平。若木郁生火，火郁暴发则为震怒，凡病之易怒者，皆责于胆气也。脏腑之证，不一而足，举此为验，任其证形百变均莫得而遁矣。

## 诸病所属

属者，所统属也，知其所属，则纲领既得，而其条目可例求矣。

诸风掉眩，皆属于肝。

肝为风脏，凡风病皆属于肝。诸风谓中风、伤风、惊风、痫风之类，所该之证多矣。掉谓转动，凡猝倒、痉痫、抽掣、摇战之类皆是。肝主筋，此皆筋之为病也。眩是昏晕，凡昏花妄见，头目旋转，皆是肝开窍于目，故有此病也。西医谓目眩惑昏花，痉痫抽掣，皆脑髓筋为病，谓目系通脑，故昏眩。脑气用力太过，则肉缩伸抽掣。究问脑气何故病此，则西医茫然。岂知肝脉通于脑，开窍于目，而主筋，凡西医所谓脑气，皆肝脉所司，而脉筋所以致病，则又肝风为政也。故凡掉眩皆属于风，而诸风为病总属之肝。

诸寒收引，皆属于肾。

肾司寒气，故凡寒证皆属之肾，肾又主骨，肾阳四达，则骨体舒展，举动轻便。若肢骨拘急而收曲，或觯缓而引长，皆骨不为用也，须知拘收引弹与抽掣缩短者不同，一是寒证，一是风证，当辨。

诸气膹郁，皆属于肺。

五脏六腑之气，无不总统于肺，以肺为气之总管也。故凡治气，皆当治肺，肺主皮毛，膹是气之乖于皮毛者。膹，膗也，《说文》谓形恶如紫癜、斑瘤、黑痣、疱鼻之类。西医言毛孔下有油核，其管直通皮肤。若面生黑刺，即管塞之故，此即《内经》膹膗之说也。郁是气遏于内，不得舒发也，见病郁如气逆痰滞，血结便闭之类，是气之乖于腹内者，郁与畅反，肺气不畅故郁，宜散降之。

诸湿肿满，皆属于脾。

肿在皮肤四肢，满在腹内胀塞，皆湿气壅滞，水不下行，停走于膈膜中也。然湿证尚不止此，故曰诸湿或头目晕沉，或疟暑泄痢，或周身痹痛，或痰饮痃癖，皆属脾土不制水所致。盖脾生油膜之上，膜是三焦，主水道，油是脾之物，油不沾水，此脾所以利水也。若脾之油失其令，则湿气乃得藏匿，故治湿责之于脾。

诸痛疮痒，皆属于心。

此言诸疮，或血分凝结阻滞其气，气与血争则痛；或血虚生热，兼动风气，风火相煽则痒。皆属心经血分为病，治宜和血。又凡病不干血分，皆不发痛，故痞、鼓、肿等均不痛，凡是腹痛肢体痛，盖无不关于血分，故皆属心。

诸热瞀瘛，皆属于火。

诸热谓发热、恶热、瘟暑等证；瞀谓眼目昏花、黑暗见鬼等证；瘛谓筋不得伸、抽掣等证。皆属于火者，盖诸热是火伤气分，火克肺金也。瞀是心神扰惑，视物昏乱。火属心，心藏火，扰其神故瞀。瘛是肝筋为火所灼，无血养筋，故缩扯。瘛与瘫缓不收有异，当辨之。

诸厥固泄，皆属于下。

厥谓四肢逆冷，固谓腹中瘕积，如寒疝之类。泄谓下利不止，皆属于下，谓属于下焦肾经也。肾阳不能四达则厥，肾阳不能上升则泄，肾阳不能化气则固结，故皆属于下，宜温之也。

诸痿喘呕，皆属于上。

痿有两证，一是肺痿，肺叶焦举，不能通调津液，则为虚劳咳嗽。足软、胫枯不能行走，则为足痿，然未有足痿而不发于肺者，盖肺主行津液，由阳明而下润宗筋，足乃能行，肺之津液不行，则宗筋失养，故足痿虽见于下，而亦属之上焦也。喘属肺之呼不利，呕属胃之饮食气逆，肺胃均属上焦，上焦属阳，多病火逆，宜清之也。

诸禁鼓栗，如丧神守，皆属于火。

中西汇通医经精义

禁谓口齿噤切，噤口痢，痉病口噤之类。鼓栗，谓鼓战栗，如疟疾手足摇战之类。如丧神守，谓谵语百合病，恍惚不安之类，盖热极反寒之象，火扰心神之征，皆宜治其火也。

诸痉项强，皆属于湿。

寒湿则筋脉凝，热湿则筋脉胀，故皆能发痉与项强之证。

诸逆冲上，皆属于火。

诸逆谓吐、咳、呛、呕等，凡是冲脉气逆，头目、咽喉、胸中受病，均系肝与下焦之火，挟冲脉上行也，宜抑之。

诸胀腹大，皆属于热。

诸胀谓腹内胀满，腹大谓单腹胀，此证是肝不疏泄，脾不运化。肝不疏泄，则小便不利；水停为胀，脾不运化，则单腹胀，皆属于热者，属于肝，火乘脾也。然此与上节火字有别，火属血分，热属气分，热则气分之水多壅，故主胀大。

诸躁狂越，皆属于火。

躁谓烦躁，狂谓癫狂，越谓升高逾垣，凡此皆三焦与胃火太甚，而血气勃发也。

诸暴强直，皆属于风。

强直僵仆倒地，暴者猝然发作，风性迅速，故能暴发。凡风均属之肝，肝属筋脉，风中筋脉，不能引动，则强直矣。风者，阳动而阴应之也，故风俱阴阳两性。中风之阴，则为寒风，中风之阳，则为热风。无论寒热，均有强直之证，宜细辨之。

诸病有声，按之如鼓，皆属于热。

此与肠鸣不同，肠鸣则转气切痛下泄，属水渍入肠，发为洞泻，是寒非热也。此有声，乃在人皮里膜内，连网油膜之中，凡人身连网油膜，均是三焦，乃相火之腑，行水之道路也，水火相激，往往发声，但其声绵绵，与雷鸣切痛者有异，按之亦能作声，又拒手，如按鼓皮，以其在皮膜间，故按之如鼓，是三焦之火，与水为仇也，故曰皆属于热。盖三焦为行气之腑，气多则能鼓吹其膜中之管，使之有声，如西洋橡皮人，搦之则出声是矣。

诸病胕肿，疼酸惊骇，皆属于火。

胕，足背，凡足肿，皆发于厥阴、阳明两经，阳明之脉行足背，厥阴之脉起足大指丛毛，行内踝。肝木生热，壅遏胃经之湿，则循经下注而发足肿，极酸疼也。酸字颇有实义，西医云：凡脚气必胃中先酿酸水，继而尿中有蛋白形，尿味亦酸，乃发脚肿痛。但西医未言所以致酸，与因酸致肿之故。惟《内经》理可互证。经云：肝木在味为酸，盖木能生火，木能克土，土不化水，火又蒸之则变酸味，是酸者，湿与热合之味也。羹汤夏月过夜则酸，湿遇热也，冬月则否，有湿而无热也。知酸所以致疼肿，而脚气可治矣。又凡乍惊乍骇，皆是肝经木郁火发，魂不藏之故，是以皆属于火。

诸转反戾，水液浑浊，皆属于热。

转者，左右扭掉也；反者，角弓反张也。戾如犬出户下，其身曲戾，即阳明痉病，头曲至膝也。水液浑浊，小便不清也。转在侧，属少阳经，反在后，属太阳经，戾在前，属阳明经，水道在膜膈中属三焦经，皆属于热。是水液浑浊，固属三焦之热，而诸转反戾，亦当同属三焦矣。三焦网膜，西人谓之连网，由内达外，包裹赤肉，两头生筋，以贯赤肉，筋连于骨节，故利屈伸，观此则知转反戾，是筋所牵引，实则网膜伸缩使然，故《内经》与水液同论，以见皆属三焦网膜中之热也。西医乃谓抽掣痉等发于脑筋，不免求深反浅。故西人无治之术也。

诸病水液，澄澈清冷，皆属于寒。

下为小便，上为涎唾，其道路总在三焦膜膈之中，无论何证，但据水液有澄澈清冷之状，即是三焦大虚之候，故曰皆属于寒。

诸呕吐酸，暴注下迫，皆属于热。

呕谓干呕，是火逆也。吐有寒证，吐酸则无寒证。

暴注下迫，里急后重，逼塞不得畅，俗名痢证。皆属于热者，属于肝经之热也。肝火上逆，则呕吐酸，肝火下注，则痢下迫，因肝欲疏泄，肺欲收敛，金木不和，故欲泻不得。且痢多发于秋，金克木也。

病机百出，未能尽录，但举其凡，以例其余。

## 四时所病

四时各有主气、客气，五方强弱之异，兹所举者，不过明脏腑气应，与天时并行之义耳。医者当知隅反。

### 春善病鼽衄

鼽是鼻塞、流涕，衄是流鼻血。鼽属气分，春阳发泄，为阴所闭，则鼻塞不通，治宜疏散其寒。衄属血分，春木生火，动血上冲，干犯清道，鼻为肺窍，木火侮肺，故发衄。治宜清降其火，善病者谓多此种病也。

### 仲夏善病胸胁

胸是两乳中间，属心；胁是两乳旁边，属三焦。心是君火，三焦是相火，皆与夏气相应，故仲夏善病胸胁，以火有余，多发逆满也。

### 长夏善病洞泄寒中

长夏未月，湿土主气。脾主湿而恶湿，湿甚则发洞泄。阳极于外，无以温养中土，故发寒中之病。观冬月井水温，夏月井水冷，则知夏月中宫多寒矣。

## 秋善病风疟

风属肝，疟属少阳，因风致疟，本系木火为病，而多发于秋令者，木火侮金也。盖秋当肺金主气之时，金气清肃，则皮毛自敛，膜腠自和。设风气鼓动，则为皮毛不得敛，而发寒热，风火相煽，则膜腠不得和，而战栗溺赤，知此理者，可得治疟之法矣。

## 冬善病痹厥

痹是骨节疼痛，厥是四肢逆冷，肾中阳气，能达于骨节，充于四末，则无此病。冬令寒水气盛，往往肾阳不足，故多此病。

四时之病不一而足，则此种为多，且知其理，而一切非时之病，理皆可识。

# 脏腑通治

心与胆通，心病怔忡，宜温胆为主，胆病战栗癫狂，宜补心为主。

旧注君相二火，一气相通，此解通字，与以下各通字不合，盖所谓通者，必有相通之道路。唐宋后凭空说理，不按实迹，西医虽详形略气，然如此等道路，非借西说，不能发明。西医云：人之脏腑，全有连网相联，其连网中全有微丝管行血、行气。据此则知心与胆通，其道路亦在膜网之中，盖胆附于肝，肝系著脊，上循入肺系，连及于心，胆与心通之路，即在其系中，故心病怔忡，宜温胆，胆病战栗癫狂，宜补心，非空论矣。又"温"字、"补"字，有辨经言，温之以气，补之以味。《内经》言以苦补心，是泻心火，即是补心，以益其阴也。温之以气，是益其阳也。

肝与大肠通，肝病宜疏通大肠，大肠病，宜平肝经为主。

肝内膈膜，下走血室，前连膀胱，后连大肠，厥阴肝脉又外绕行肛门，大肠传导全赖肝疏泄之力，以理论则为金木交合，以形论则为血能润肠，肠能导滞之故，所以肝病宜疏通大肠，以行其郁结也。大肠病如痢证、肠风秘结、便毒等证，皆宜平肝和血润肠，以助其疏泄也。

脾与小肠通，脾病宜泄小肠火，小肠病宜润脾为主。

西医图绘脾居连网之上，小肠通体皆与连网相附，连网中均有微丝管相通，据此则《内经》所言，道路显然。西医不知《内经》，妄诋轩岐，以为未见脏腑，此不足怪，独怪中国，趋好洋学，舍古圣之书而弗深考，岂不谬哉！脾病多是小肠之火蒸动湿气，发肿胀作泻满，小便浑浊，故当泻小肠。至于小肠，所以化物不滞，全赖脾湿有以濡之，西医所谓甜肉汁，入肠化物是矣，故小肠病痢及秘结、阑门不开、膈食等证，皆宜润脾。

肺与膀胱通，肺病宜清利膀胱水，膀胱病，宜清肺气为主。

肺主通调水道，下输膀胱，其路道全在三焦膜中，上卷已详言之，故肺与膀胱相隔甚远，而实相通，肺病则水停为痰饮，故宜清利膀胱以泻之，膀胱病多由肺之上源不得疏通，故宜清肺气为主。

肾与三焦通，肾病宜调和三焦，三焦病宜补肾为主。

三焦之源即发于肾系，故肾与三焦相通，三焦为肾行水化气，故肾病宜调和三焦，譬如肾气丸，用苓、泽以利三焦之水保元阳，用黄芪以充三焦之气是矣。三焦病不能行水，则宜滋肾阴；不能化气，则宜补肾阳。近医不知三焦为何物，西医名连网，不名三焦，且又不知肾系为三焦之根，安知人生气化哉。

此条全可考脏腑路道，西医形迹之学，未及如是之精，而今人不讲，反为西人所笑，堪发一叹。

## 望形察色

形是肢体，色是面部，此理最微，比脉更难，今且举其大略，使人得其门径。西医于察色未深考。

以五色命脏，青为肝，赤为心，白为肺，黄为脾，黑为肾；肝合筋，心合脉，肺合皮，脾合肉，肾合骨也。

言五色命于五脏，每脏各见本色，便知其病，各脏又各有所合，便知其病之所在，譬如青色属肝，肝合筋，便知其病在筋，余仿此。

青如草兹者死，青如翠羽者生；黄如枳实者死，黄如蟹腹者生；黑如炲者死，黑如乌羽者生；白如枯骨者死，白如豕膏者生。

此言五色荣者生，枯者死，盖必有血与气泽方能荣也。

凡色多青则痛，多黑则痹，黄赤则热，多白则寒，五色皆见则寒热也。

青为肝色，青胜则肝木克土，故痛；黑为肾之色，黑胜则寒水凝滞，故痹；黄赤为火土之色，故主热；白为金色，令主清冷，且温体者，血也，血色少故白色多，而知其体寒；五色皆见，乃错乱之象，故主寒热并见。

明堂者，鼻也；阙者，眉间也；蕃者，颊侧也；蔽者，耳门也。明堂骨高以起平，以直首面上于阙庭，王宫在于下极，五脏次于中央，六腑挟其两侧。

（见图 43）

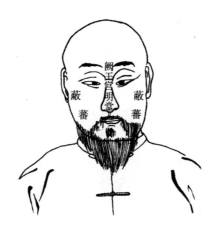

**图 43　面部图**

此言人面之部位，分配脏腑，以诊其色也。面分三停，上为阙，阙下为下极，即山根也。以阙论则处下，合鼻言之，则适居于中，故称极焉是为王宫，心之应也，鼻居王宫之下，故名明堂。其诊法则当以五脏从上而下，配于中央，而六腑各随其脏配于两侧，有诸内形诸外，亦各从其类也。

明堂今名准头，王宫今名山根，阙今名印堂，蕃今名颊，蔽今名耳。古人不薙须，故不诊颐下。今诊决有心额肾颐之说，是俗医所配，虽今人薙须，气色终不见于此，未可据以为诊也。人身内肺系、心系、肝系著脊，肾系均著脊，惟脾在胃下不著脊，然脾膜之根仍在脊也，故脾俞穴在背，是五脏皆居于身中也，所以诊法，亦配于面之中央，而六腑则随其脏位，以配于侧。

### 阙上咽喉也

阙为眉间，阙之上则至高矣，咽喉之位在诸脏腑之上，故应于阙上。

### 阙中者肺也

俗名印堂，肺居胸中，高于五脏，故应于此。

### 下极者心也

下极，即山根，心居肺之下，肺应于阙中，则心当应于此。

### 直下者肝也

相法称为年寿，即鼻梁也，肝配于此者，以肝在腹中，半在膈上，半在膈下，位实在心肺之下，故当配于此。唐宋后医，以肝配左颧，肺配右颧，此西金东木之义，然非五脏自具之位次也。且旧说以为肝在脾之下，故曰下焦属肝肾。不知水木相生，肝固与肾相属，而究其形体所居，则肝半在膈上半在膈下，脾在膈下，居于油膜之上，近胃联小肠也。中医少见脏腑，多失其真，而西医笑之，并谓轩岐先谬。岂知古圣精核，更过西人。此等位次，便见圣人审定脏腑最精，至经脉穴道，尤为西人所不知也。今必谓古圣洞见脏腑，尤属空谈，不足折服西人。即以剖视例之，古圣创制作亦断无未经剖视之理，且轩帝战坂泉、涿鹿，何难剖割之有。（见图44）

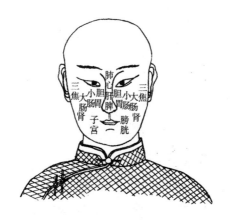

图44　面图

# 肝左者胆也

举左以赅右，言肝应于鼻梁，其左右附鼻梁者，胆之应也。

## 下者脾也

下者指准头言，鼻梁在上，则准头在下，故称下焉。脾在腔内，实居肝之下，油膜之上，故应配于鼻梁之下，此名明堂为脾之应。脾能总统五脏，故准头之诊最要。

## 方上者胃也

方上二字不得其解，旧说以为口之上，鼻孔之旁。

【余按】方字，义训两舟相并，殆指鼻之两孔，其形如方舟也。然则准头为明堂，而两孔即方上也。《本经》云：五脏位于中央，六腑挟其两侧，则鼻准属脾，两孔旁自当属胃。

## 中央者大肠也

此中央字，当合颊侧与鼻计之，颊侧距鼻之中，为中央，盖颊侧名蔽，鼻准名明堂，其中即可名中央，胃近鼻，大肠连胃，位次亦宜。

## 挟大肠者肾也

肾有两枚，故配于面部颊侧两旁，是最下之两旁也，肾居于下，配此为宜。后人配于口下承浆之所，不知古不薙须，口下须掩，气色不见，故《内经》不以此察色。以肾配两颊，肾有两枚，分左右诊于义为合。

## 当肾者脐也

肾与脐前后相对，故当肾之下，即以诊脐。

面王以上，小肠也；面王以下，膀胱子处也。

面王二字无旧解，然明堂者北面朝王之所也，疑即明堂鼻准是矣。膀胱子处，即子宫二物皆在脐下，与肾位相等，肾两枚居背后，故分配两旁，应肾在后也。膀胱子宫在前，则当次位于前。居鼻下，故曰面王以下，膀胱子处也。惟小肠与胃相接，而为心之腑，未易定其位次。且小肠之膜油，全连及肝、胆、脾也，故配于胆胃之交，肝脾之际，位在鼻准上边，两旁挟鼻之处，故曰面王以上小肠也。

【予按】后人望色，左肝右肺，心额肾颐鼻脾，法甚简易，然不及《内经》诊法为更详。

阙属肺，阙旁生眉，即当属肺，世多以眉属肝，不知眉实属肺。《内经》云：肺风之状，其诊在眉上，足见眉实肺气所发泄，然肝血如不交于肺，即不能化生眉毛，凡毛皆是血化为气，而发泄者也。单有血，不能生毛；单有气，亦不能生毛。目之部位，统属肝窍所司，由肝目之部上交阙旁，系肺之所司矣，为肝血上交于肺气，所以化生眉毛。肺为华盖，故相书称眉亦名华盖，肝木主怒，侮肺金而难制，故眉粗之人，性最刚烈。自阙至明堂，分配五脏，而以六腑配于两侧，详矣。惟三焦包络，未曾分配。

【余按】经文，义实具于言下。盖三焦为肾之腑，肾位配于蕃，正当颊侧，则三焦当配于蔽，正当耳门也。肾开窍于耳，三焦之脉，又绕耳护肾窍。以蔽诊三焦，自不爽也。至于包络配在山根两旁，其义更可类推。

散见于经文者，如发上指，汗出如油、大肉脱、大骨陷、唇反舌卷、囊缩鼻张，不治之症，未能悉举。但明脏腑相应之理，可以通一毕万，且如眼神尤宜细察。再读《伤寒》《金匮》，则尽知之。

# 闻声别证

声音之道，微妙难通，故闻而知之谓之神。

肝木，在音为角，在声为呼，在变动为握；心火，在音为徵，在声为笑，在变动为忧；脾土，在音为宫，在声为歌，在变动为哕；肺金，在音为商，在声为哭，在变动为咳；肾水，在音为羽，在声为呻，在变动为栗。

已详上卷五脏所属条，人能本宫、角、徵、商、羽五音，呼、笑、歌、哭、呻五声，以参求五气之邪，则思过半矣。西人审病，至于察尿之味，亦云苦矣。只因于声音气色，未能辨析，是以出此下策。

中盛脏满，气胜伤恐者，声如从室中言，是中气之湿也；言而微，终日乃复言者，此夺气也；言语善恶不避亲疏者，此神明之乱也。

经意甚明，盖即闻声而知其神与气焉。

病人语声寂寂然，喜惊呼者，骨节间病；语声喑喑然不彻者，心膈间病；语声啾啾然，细而长者，头中病。

此数语系《金匮》文，寂寂然，不欲语，属三阴经；喜惊呼，则又属厥阴肝经。病入三阴，厥阴主筋骨间，知其病在下焦；声出不彻，声不扬也，胸中大气不转，出入艰滞，知其病在中焦胸膈间；啾啾然细而长，声自下焦阴分，缘足太阳，而上达于巅顶，故知其病在头中。

【按】声气根于肾中，上于胸膈，出于肺管，达于鼻，转于舌，辨于唇，或气虚而音微，或机停而语謇，或膈间有滞而气碍，或鼻间有违而音乖，散见各书，细心人当自领取，非笔楮所能尽也。

## 问察原委

病家不可讳病，医家不可护短，须察问其原委，乃不昧于治法。

问尝贵后贱，虽不受邪，病从内生，名曰脱营。尝富后贫，名曰失精，必问饮食居处，暴乐暴苦，始乐后苦，皆伤精气。

此是问病之原由也，问法不止于此，当推类以求。

凡诊者，必知终始，有知余绪，切脉问名，当合男女。

此一节是总言察问之法，必知终始，谓起病及其终病形如何，可全察矣。有知余绪，有即又字，余绪，谓其兼见之微证。必兼察之，乃知何者为重病，何者为轻病，或合治，或分治，可得言也。再切脉问名，以定其病之主名，使无差爽。男女各有不同，又当合计，各有病情病状之实，乃无误矣。此段问法甚详，在人细究。附录陈修园问证歌括曰：一问寒热二问汗，三问头身四问便，五问饮食六问胸，七聋八渴均当辨，九问旧病十问因，再加服药参机变，妇人尤必问经期，迟速闭崩皆可验，更添片语告儿科，天花麻疹全占验。

## 诊脉精要

察脉知病，精之至矣，然《内经》、仲景，皆合人迎、跌阳合诊，今则独取寸口，盖去繁就简，为得其要。兹所引注，皆独取寸口之法。

十二经中皆有动脉，独取寸口，以决五脏六腑死生之法，何谓也？

寸口即今掌后诊脉之所，此《难经》发问以起下义。近出西医，不知脉法，即欲以此攻斥脉法，谓周身皆有动脉，何得以手之寸口为诊？彼盖不知中国古人创立脉法，已先自为问难，所谓十二经皆为动脉者，早已代洋医说过，早经较辨，彼西医既不知脉，何得佟口妄谈哉。

然寸口者，脉之大会，手太阴之动脉也，人一呼脉行三寸，一吸脉行三寸，呼吸定息，脉行六寸，人一日一夜，凡一万三千五百息，脉行五十度周于身，荣卫行阳二十五度，行阴二十五度为一周，复会于手太阴。寸口者，五脏六腑之所终始，故法取于寸口也。

近说肺朝百脉为华盖，五脏六腑之气皆上熏于肺，故即肺寸口之脉，可以诊知各脏，其说亦通，而究不知营卫相会，为五脏所终始，故独取寸口，越人立法甚精矣。卫气之行，西医不知，营血之行，西医知之。西医云：血出心管，行于周身，转回则为紫色，受碳气故也，回血入心，路经肺管，呼出之气，吹之紫色，乃散复入于心。此即《内经》营周身之义矣，无一息不有血出于心之左房，即无一息不有血回入心之右房。然计所出之血待其回入，亦须一日一夜。特营血之行，与卫不同，营血则息息皆有出有入，卫气之行，则须一度乃复于肺，而与营血相会，此小会也。盖卫气昼行于阳则寤，夜行于阴则寐，必昼夜各行二十五度，乃复于肺，而与营气大会，故营言周于身，卫则言复会于手太阴，文义显别，不可混也。营卫周行脏腑内外，而皆会于肺，故独取肺脉，即可以诊脏腑内外诸病矣。

【按】《灵枢》云：人经脉前后上下左右，周身十六丈二尺，一周于身，为一度，昼夜一万三千五百息，气行五十度，其经脉长短之数，气行传递之路，皆详于《脉度》《营气》篇，兹不具论。观其脉动，与气行分言，则知脉是营血，气附脉行，昼则行营外，为行阳二十五度，夜则行营内，为行阴二十五度。《内经》云：

老人夜不寐，营血虚，卫阳不得入于阴也。观此则知营卫相附之理。营周而复始，故无一息不返于肺以入心，卫行必一度乃返于肺也，其五十度，则阴阳之数已行尽。而返于肺，则名曰大会，脏腑之所终始也。以其会于肺，故即肺脉便可诊脏腑诸病。西医不知营卫相会之处，而但知脉是血管，辨中国诊脉之非，只自形其粗浅耳。

从关至尺，是尺内阴之所至也；从关至鱼际，是寸口阳之所治也。

关者，尺寸分界之地，《脉诀》所谓高骨为关是也。关下为尺，主肝肾而沉，故属阴；关前为寸，主心肺而浮，故属阳。（见图45）

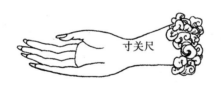

**图45　脉图**

西医不信脉法，谓人周身脉管，皆生于心中血管，心体跳动不休，脉即应之而动，人身五脏，何得只据血管为断。又言手脉，只是一条，何得又分出寸、关、尺，此说似是而实非也。细按手脉，至鱼际上则脉不见动，至尺泽下脉亦不见动，盖脉虽一条，而有分散合聚

中西汇通医经精义

隐见之别。寸口者，脉之大聚会处，为营卫相会之要区，故即以此诊诸病。脉管内属血分，脉管外属气分，迟数是脉管中事，浮沉是脉管外事。至于脉之前后，又分寸为阳，尺为阴，盖手脉既属脉之都会，自有部分之别，阳外阴内，天地不易之理。凡主表、主上、主气，属阳者，皆诊于寸；主里、主血、主下，属阴者，皆诊于尺也。

上部法天，主胸以上至头之有疾也；中部法人，主膈以下至脐之有疾也；下部法地，主脐以下至足之有疾也。

此即《内经》上竟上者，胸喉中事；下竟下者，少腹腰足间事之义。盖天下之理，本天亲上，本地亲下，各从其类，故左寸在上应心，右寸在上应肺；左关在中属肝，右关在中属脾；左尺在下属肾，右尺在下属命门，总是分上、中、下之义。其分左右者，则以水为天一，宜配在左；火为地二，宜配在右；水生木，木生火，故心肝均位于左，火生土，土生金，故脾肺均位于右，各从其类之义也。至于六腑，又各从其类以配次之，肺之腑为大肠，肺居右关上寸部，则大肠宜配于右关下尺部矣，亦有时诊于右寸，总见肺与大肠一家故也。胃从脾，配在右关；三焦从命门，配在右尺；膀胱从肾，配在左尺；胆从肝，配在左关；小肠从心，配在左寸；小肠亦可配在左尺；以心位于左关之上，则小肠当从之于下也。脏腑之位次既明，又推之于形体，则喉舌头面胸前肩膊，皆当诊于寸部；腋下腹际从腰以还，皆当诊于关部；小腹尾尻二阴股胫膝脚，皆当诊于尺部。此《内经》竟上竟下之法，实大易亲上亲下之理，其旨微矣。辨证有分部，诊法有合三部，共诊法最要通其理，方可言诊，西医所不知也。

旧诀部位，左心膻中、肝胆、肾小肠，右肺胸中、脾胃、命大肠。周梦觉《三指禅》脉法，以为左心小肠、肝胆、肾膀胱，右肺大肠、脾胃、肾命门。然犹有未尽之义，宜分为左寸心膻中小肠，左关肝胆，左尺肾膀胱及小肠也；右寸肺胸中大肠，右关脾胃，右尺命门三焦及大肠也。盖大小肠或附于肺，以其表里相通也，或附于两尺，以其居下也。膻中即包络，胸中即肺衣，古法不诊三焦，以未知三焦之根即在肾系，今特配于右尺，于义乃备。（见图46）

脉有三部九候。三部者，寸、关、尺也；九候者，浮、中、沉也。

此与《内经》三部九候之法不同，然头手足遍诊之法，其废已久，故即从《难经》，以寸、关、尺为三部，三部各有浮、中、沉，是为九候。

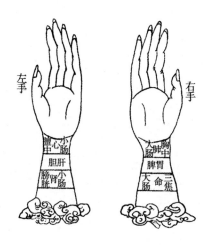

图46　手图

呼出心与肺，吸入肾与肝，呼吸之间脾也。其脉在中，浮者阳也，心肺俱浮，浮而大散者心也，浮而短涩者肺也。沉者阴也，肝肾俱沉，牢而长者肝也，按之濡，举指来实者肾也。脾者中州，故其脉在中，是阴阳之法也。

　　上节以部位分五脏，此又以呼吸浮沉分五脏也。心肺在上部，出气由之，故呼出属心肺，一呼脉当二至也。肝肾在下部，入气归之，故吸入属肝肾，一吸脉当二至也。呼吸之间，脾主中宫司出入，脉当一至，故呼吸定息。脉来五至者，为无病，若多一至，则有一脏太过，若少一至，则有一脏不足。此察至数之法，知此义，则知至数迟速之故。其脉在中以下，又言以浮中沉，分别五脏也。言脉在人肌肉之中，轻按即见为浮，浮为在外属阳，心肺应之，浮而大散，其应在心，浮而短涩，其应在肺。重按乃见为沉，沉为在里属阴，肝肾应之，牢而长者弦之象，属肝经，濡而实者滑之象，属肾经，脾者中州，故其脉在中，是阴阳适中之地也。此以沉诊肝肾，浮诊心肺，中诊脾胃，取配之义亦多方矣。

春脉弦，夏脉钩，秋脉毛，冬脉石，四时皆以胃气为本，四时之变病，死生之要会也。

钩即洪，毛即浮，石即沉也。胃气见于脉，乃和缓之象，言弦钩毛石，各见和缓，为有胃气。四时之变，谓太过不及，不得胃气，则可以知其病矣。此详言五脏四时之主脉，而又归本于胃气。近代《三指禅》脉诀，以缓脉为纲，诚能知胃气为本之旨，学者可以一览。

数者腑也，迟者脏也。诸阳为热，诸阴为寒；数则为热，迟则为寒。

腑属阳，故数脉当应腑；脏属阴，故迟脉当应脏。数则为热，诸阳主气也；迟则为寒，诸阴主气也。夫以迟数分脏腑，此未尽然，而数则为热，迟则为寒，盖有一定不易者。觉察跳动，出于心血之起落，属脉管中血之所主。心主火，血虚火少则动迟，血多火旺则动速。又凡脉之粗大细虚，皆脉管中事，当与迟数同断。脉法要辨脉管内是血分，脉管外是气分，则诊治自有分别。

浮者阳也，滑者阳也，长者阳也；沉者阴也，短者阴也，涩者阴也。各以其经所在，名病顺逆也。

浮滑长为阳，沉短涩为阴，据此治病，已得其要。又再分各经以定顺逆，如肾脉宜沉而反浮，心脉宜浮而反沉，则为逆。既明脉之定象，又言脉无定体，因经而分顺逆，其法最细。西医但知脉是血管，而不知气附脉行血管外，即气道也。西医云：脉外有膜，名脉鞘，光滑而薄，分数层，中有小孔如筛。

【按】此即附脉行之气孔也。脉管只是一条，动则俱动，故迟数无部位之分。气则上下异其轻重也，故浮沉有三部之别。从此类推，而气管血管，分诊合诊，则脉无遁情。余读西医书，即益知古圣之精，尤愿西医，读古圣书，亦可补其不及也。

此诊法，全从《难经》，盖《内经》遍诊头足，自越人变法，而群趋简易，后世《脉诀》，托始于此，于法甚精，故宜从之。再参诸脉书，则尽其奥矣。

## 审治处方

寒者热之，热者寒之，微者逆之，甚者从之，坚者削之，客者除之，劳者温之，结者散之，留者攻之，燥者濡之，急者缓之，散者收之，损者益之，逸者行之，惊者平之。

诸法以寒治热，以热治寒，攻散补平，皆易知之。惟微者逆之，甚者从之，此理极其微妙。盖微者如小贼，可以扑灭，甚者如巨盗，巢穴深固，非诱之不为功。西医如治热证，则以冰压胸，此热者寒之之正法也，然热之微者，可以立除，如热之甚者，反逼激其热，使内伏入心而死。香港疫证，如此治死者多矣，皆不知甚者从之也。比如被火伤甚重，则忌用冷水浇，恐火毒伏心而死也。然则逆从之法，可不讲耶。

逆者正治，从者反治，热因寒用，寒因热用，塞因塞用，通因通用，其始则同，其终则异，可使破积，可使溃坚，可使气和，可使必已。

逆者以寒治热，以热治寒，故为正治；从者热病从热，寒病从寒，故为反治。又言反治之理，热药因寒而得其用，寒药因热而得其用，即所谓反佐之治也。塞因塞用，如满逆不下，从而吐越之。通因通用，如泻痢不止，从而润降之。其始则与病从同，所以诱之；其终则与病各异，所以敌之也。变幻莫测，故可破坚积，以期其必愈。

病在下，取之上；病在上，取之下；病在中，旁取之。

此又言治病不可逐末，当求其原委所在，如小便大便不利，病在下也，然多是心肺传移之病，故当取之上。头目耳喉间，病在上也，然多是肝肾之邪上犯，故当取之下。病在中，属脾胃，然多是少阳厥阴之邪所犯，故宜旁取之。

治法之详，当求各书，然能洞明《内经》大义，则各书治法其理已具，西医言治多执著，故鲜神妙。

## 气味阴阳

西医言，彼国用药，历试而知，较有实据，不比中国，专以色香气味，分配脏腑，则影响无据矣。不知西医此说，适形其陋，曰历试，则毫无把握，惟凭尝试矣。彼惟不论五行，专以形气立说，所以得半遗全。譬如彼言养气能养物，百果羹肉，得养气皆不坏，取养气以水银、白矾、硝石，烧之即出。不知彼所谓养气，即中国所谓阴气，中国以冰养果羹，即取其纯阴不化，水银等纯阴，故多养气。轻气能发火，是轻气即中国所谓阳气，然则西医言轻、养，何如中国言阴阳，为得其实也。使气味形性，不兼论之，则一物之功用不全，且西人试验，岂古人尝药未试耶。

积阳为天，积阴为地，阳为气，阴为味。

人与万物同一天地，即同一阴阳，万物各禀天地之阴阳，以变化人身之阴阳。药之功用，于是乎著，天食人以五气，地食人以五味，气味即阴阳之分见者也。

阴味出下窍，阳气出上窍，清阳发腠理，浊阴走五脏，清阳实四肢，浊阴归六腑，味厚者为阴，薄者为阴中之阳，气厚者为阳，薄者为阳中之阴，味厚则泄，薄则通，气薄则发泄，厚则发热。

元素曰：清之清者发腠理，清之浊者实四肢，浊之浊者归六腑，浊之清者走五脏。附子气厚，为阳中之阳；大黄味厚，为阴中之阴；茯苓气薄，为阳中之阴，所以利小便，入手太阳，不离阳之体也；麻黄味薄，为阴中之阳，所以发汗，入手太阴，不离阴之体也。同气之物，或味不同；同味之物，或气不同；各有厚薄，故性用不等。李杲曰：味之薄者则通，酸苦咸平是也；味之厚者则泄，咸苦酸咸是也；气之厚者发热，辛甘温热是也；气之薄者渗泄，甘淡平凉是也。渗谓小汗，泄谓利小便。此是辨药之大法，一定而不移者也。西医不言气味，考其用大黄利下，用樟脑发热，功用究不离乎气味，特西医不解耳。

辛甘发散为阳，酸苦涌泄为阴，咸味涌泄为阴，淡味渗泄为阳。六者或收或散，或缓或急，或润或燥，或软或坚，所以利而行之，调其气使平也。

发散是能升发外散，出汗温四肢也。涌是上吐，泄是下利，渗泄是利小便，六者谓辛、甘、酸、苦、咸、淡也。宗奭曰：生物者气也，成物者味也，以奇生则成而耦，以耦生则成而奇。寒气坚，故其味咸，可用以软；热气软，故其味苦，可用以坚；风气散，故其味酸，可用以收；燥气收，故其味辛，可用以散。土者冲气，无所不和，故其味甘，可用以缓。用药之道，总调之使平而已。宗奭此注，深得气味相反相成之性，学者察之。

附李杲之说曰：药有升降浮沉，生长收藏，以配四时，春升夏浮，秋收冬藏，土居中化，是以味薄者升而生，气薄者降而收，气厚者浮而长，味厚者沉而藏，气味平者化而成。

【按】味薄者，甘平、辛平、微温、微苦之类是；气薄者，甘寒、酸平、咸平、淡凉之类是；气厚者，甘热、辛热之药是；味厚者，苦寒、咸寒之药是。气味平者，得土之性，能兼升降也。李时珍曰：酸咸无升，甘辛无降，寒无浮，热无沉，其性然也。一物之中，又有根升梢降，生升熟降之不同，贵细审焉。

## 性味宜忌

凡药之性味，各以五行归五脏，而生克好恶具焉，故各有宜忌。盖药得性味之偏，所以调五脏之偏胜也。偏而得中则病已，偏而太过则不宜。

肝欲散，急食辛以散之。用辛补之，酸泻之。

肝木性主散达，急而不散，则宜辛以散之，夫辛是金之味，然适得木之性，故辛能补肝。酸是木之味，而反得金收之性，故酸能泻肝。心欲软，急食咸以软之，用咸补之，甘泻之。

心为火脏，性主柔韧，急则刚燥，故食咸以软之，咸得水味，而具火性，故入心血，甘为土之味，火生土，则泻其气矣。

脾欲缓，急食甘以缓之，用苦泻之，甘补之。

凡性与味，皆互换，故得木味者得金性，得水味者得火性，惟土为中气，性味不换，得土味者即得土性。缓者和也，脾急则不和，食甘以缓之，以甘之本味归脾，能补土也，以苦泻之者，甘升苦降，味相反而功异也。

肺欲收急，食酸以收之，用酸补之，辛泻之。

肺主秋收之金，急则反常，故用酸以收之，辛则能散其气也。

肾欲坚急，食咸以坚之，用苦补之，咸泻之。

肾体沉石，欲其坚，病则失常，惟苦味具寒之性，能坚之，故以苦补之，咸则润软，故能泻肾。

辛走气，气病毋多食辛；咸走血，血病毋多食咸；苦走骨，骨病毋多食苦；甘走肉，肉病毋多食甘；酸走筋，筋病毋多食酸。

五脏之本味，即能伤及五体，总见太过之为病也。

按照肺肝之例，苦亦泻心，酸亦泻脾，而云甘泻心，苦泻脾，总见性味之功用，非出于一途也。

# 七方十剂

七方出于岐伯，谓气有多少，形有盛衰，治有缓急，上下内外之不同，故立七方以制之。十剂出于北周徐之才，谓十种是药之大体，详之则靡遗失，惟十剂内缺寒、热两端，后人又加寒、热二剂，足成十二剂，医者但熟七方十剂之法，便可以通治百病。

## 大方

病有兼证，邪有强盛，非大力不能克之，如仲景之大承气汤、大青龙汤，一下一汗，皆取其分两重，药味多，胜于小承气、小青龙也，学者可以类推。

## 小方

病无兼证，邪气轻浅，药少分量轻，中病而止，不伤正气，如仲景小承气之微下，小建中、小温经之微温，小柴胡之微散，皆取其中病而止，力不太过也，余仿此。

## 缓方

虚延之证，剽劫不能成功，须缓药和之，有以甘缓之者，炙甘草汤、四君子汤，治虚劳是也。有以丸缓之者，乌梅丸治久痢是也。有多其物以牵制，使性不得骋而缓治之者，薯蓣丸治风气百病，侯氏黑散，填补空窍，须服四十九日是也。有徐徐服以取效，如半夏苦酒煎，徐徐呷之；甘蜜半夏汤，徐徐咽下是也。

## 急方

病势急，则方求速效，如仲景急下之，宜大承气；急救之，宜四逆汤之类。盖发表欲急，则用汤散；攻下欲急，则用猛峻。审定病情，合宜而用。

## 奇方

单方也，病有定形，药无牵制，意取单锐，见功尤神。如仲景少阴病咽痛，用猪肤汤；后世补虚，用独参汤、独附汤。又如五苓、五物、三物、七气，皆以奇数名方。七枚、五枚等，各有意义。然奇方总是药味少，而锐利者也。

## 偶方

偶对单言，单行力孤，不如多品力大，譬如仲景用桂枝、麻黄，则发表之力大，若单用一味，则力弱矣。又如桂枝汤，单用桂枝，而必用生姜以助之，是仍存偶之意也。肾气丸桂、附同用，大建中椒、姜同用，大承气硝、黄同用，皆是此意。

## 复方

重复之义，两证并见，则两方合用，数证相杂，则化合数方而为一方也。如桂枝二越婢一汤，是两方相合。五积散，是数方相合，又有本方之外别加药品；如调胃承气汤加连翘、薄荷、黄芩、栀子为凉膈散，再加麻黄、防风、白术、枳壳、厚朴为通圣散，病之繁重者，药亦繁重也。岐伯言奇之不去，则偶之。是复方，乃大剂，期于去病矣。又云偶之不去，则反佐以取之，所谓寒热温凉，反从其病也。夫微小寒热，折之可也。若大寒热，则必能与异气相格，是以反佐以同其气，复令寒热参合，使其始同终异，是七方之外，有反佐之法。

## 补可扶弱

先天不足，宜补肾，六味丸、肾气丸、二仙胶之类是也。后天不足，宜补脾，四君子、归脾汤、补中汤之类是也。气弱者宜补肺，人参是也；血弱者宜补肝，当归是也；神弱者宜补心，枣仁是也；再审阴阳轻重治之，则妙于补矣。

## 重可镇怯

怯则气浮，重以镇之，有四等，惊气乱，宜琥珀至宝丹之类；恐气下，宜二加龙骨汤、磁珠丸、沉香；怒气逆，宜生铁落饮、芦荟丸、滚痰丸之类；虚气浮，宜安神丸之类。其余代赭石汤、风引汤之类，皆当推究。

## 轻可去实

风寒之邪中于人身，痈疮疥痤发于肢体，宜轻而扬之，使从外解，仲景用麻桂，今人用人参败毒散、香苏饮、香薷、白芷、薄荷、荆芥之类，又小柴胡为和散之总方，加减用之，可以和营卫而去诸邪，当类推焉。

## 宣可去壅

头目鼻病，牙噤喉塞，实痰在胸，水火交结，气逆壅满，法宜宣达，或嚏或吐，或令布散，皆谓之宣。取嚏如通关散，取吐如胆矾、甘草、薄荷；令其布散，如越鞠丸、逍遥散之类，又如四逆散、九气丸，皆是散意。

## 通可行滞

火气郁滞，宜用通剂，利其小便滞于气分者，用木通、滑石、六一散之类。滞于血分者，用防己导赤饮、五淋散之类。凡味淡者，皆利小便，得金水之性也。凡药白皮通茎，皆利小便，象三焦之纹理也。

## 泄可去闭

邪盛则闭塞，必以泄剂，从大便夺之，备急丸泻寒实；承气汤泻热实；葶苈泻肺汤，是泄其气；桃仁承气汤，是泄其血；十枣汤泄水；秘方化滞丸，攻积。由此求之，凡宜破利者，皆泄之类。

## 滑可去著

著谓留而不去也，痰粘喉、溺浊淋、大肠痢等证皆是。宜滑、泽以涤之，瓜霜冬葵子散、榆皮饮、痢证三方之类是也。

## 涩可固脱

脱如开肠洞泻，溺遗精滑，大汗亡阳之类，宜用涩剂以收敛之。理中汤、桃花汤止利；参芪术附汤止汗；六黄汤止盗汗；固精丸、天确散止滑精；术附汤止小便。大约牡蛎、龙骨、海螵蛸其质收涩；五味、诃子其味收涩；莲房、棕灰、麻黄根其性收涩；随加寒热气血诸品，乃为得宜。

## 湿可润燥

燥者，枯也。风热怫郁，则血液枯竭，而为燥病。上燥则渴，或为肺痿，宜人参白虎加花粉、琼玉膏、救肺汤。下燥则结，麻仁丸、苁蓉丸。肠燥则膈食，宜当归芝麻丸。筋燥则缩挛，宜阿胶竹茹汤。总之，养血则当归、地黄，生津则麦冬、花粉，益精则枸杞、菟丝，在用者广求之。

## 燥可去湿

外感之湿，宜神术汤汗之；湿之为痰，宜二陈汤降之；湿停不溺，宜五苓散利之；胃湿宜平胃散；脾湿宜肾著汤；皆治寒湿也。又有湿热之证，反忌燥药，当以苦坚清利治之，知母防己汤、黄柏散相宜。

## 寒能胜热

寒热者，证治之大端也。热证如伤寒温疟虚劳，何一不有，当以寒药治之，其间进退出入，在人审矣。甘寒之剂，白虎汤、甘露饮之类；苦寒之剂，金花汤、龙胆泻肝汤之类；大抵肺胃肌热，宜银翘、石膏；心腹热，宜芩、连；肝肾热，宜黄柏、知母、龙胆草。

## 热可制寒

寒者，阴气也。积阳生热，能制寒证，辛温之品是矣。附子汤、附子细辛汤，治太阳少阴之寒；四逆汤、理中汤，治脾肾之寒；吴萸汤、乌梅丸治肝寒；青龙汤治肺寒；薤白治心胸之寒；回阳救急汤统治里寒；桂枝汤统治表寒；方难尽录，读书者宜遍查之。

《内经》所载，只奇偶两方，仲景之方，七法大备，虽其时无十剂之说，而十剂之法亦寓。自北周徐之才作十剂，后人又添寒热二者，按证处方，可称精细。近出西医，乃谓中国但能用药，不知剖割去病，抑知《灵》《素》针灸，无剜肠剔骨之险，有起死回生之妙，尤恐术有未精，不肯多用，且华元化亦有剖割之法，据元化所传《中藏经》，岂能高出《内经》之上，后世不从元化之术，固畏其难，亦避其险也，可知剖割粗工，不及针刺之妙，而针法微渺不如方药之详，仲景独以方药治病，为至当也。今人不考针剖与废之故，偶见西医剖割得效，奉为神奇，而不知其得失参半也。四川某脑后颈上生一疮，俗名对口疮，此系发于督脉，督脉上颈贯脑，颈之能竖，督脉之力也。西医不知，剜去其疮，填之以药，谓即生肉，其人遂项折不能举，三日而亡。陕客某病腹鼓，西医破其腹，流水两碗，缝之旋愈，不久又鼓胀，又破之，连破三次，鼓胀复发，西医以为不可治。夫不知水之何以生，而但知放水，此西人不讲五行之过，故人谓西法精，而吾谓西法疏也。予曾治总理衙门总办章京陈君蓝秋，名诚，肌肤甲错，肉削筋牵阴下久漏，小腹微痛，大便十日一行，胁内难受，不可名状，腰内亦然，前阴缩小，右耳硬肿如石。予曰：此肾系生痈，连及胁膜，下连小腹，故时作痛，再下穿漏，乃内痈之苗也，法当治肾系为主。陈君勃然起，曰：西医亦云病在腰背筋髓内，所以割治三次，而漏不止，无药可治也，大便不利，可时服蓖麻油，故每八九日，一服蓖麻油，今君言与西医同，得无束手无策乎？予曰：君在各国衙门，习见西人，以为西法千古所无，不知西人算学出于周髀；机器流传出于般巧墨子；医用剖割，亦华元化之流派；不必西人果宗数子，而其法要不外是中国人未深考，乃转震而惊之，可叹也夫！且君病，西人知在腰内，试问君耳何以硬？前阴何以缩？大便何以不下？西人不能知也。陈君曰：然。前问彼无以对。予曰：西人不知肾系即是命门，生出板油连网，即是三焦。肾开窍于二阴，故前阴缩而大便秘。三焦经绕耳，命火位当属右，故见右耳硬肿。周身甲错者，肾系三焦内，有干血死脓也。按仲景法治之得效。大抵西人初创医法，尚多未准，故以试验为衡，中国经数圣试验准确，定出形性气味，丝毫不差，为最精也。即如中国治胃，有以参芪益气者，有以花粉生津者，有以二术燥土者，有以苓半利水者，有以姜椒温中者，有以芩连清热者，至于大黄攻胃之积，非补胃也。西医补胃之济，用黄连水、官桂酒、苏打。如无苏打，用牡蛎粉、大黄末，合用作水，早晚服。

**【谨按】** 此方，寒热并用，总主利降，以消食耳。西人见食消，即以为补胃，岂不稍差。盖脏腑皮肉，西人知其层折，经络气化，西人昧其指归，是以用药多未合宜。予之此说，人或河汉斯言，盍取西医各书考之，且安得业算数汽机之人，尽如我之谈医。去彼之短，用彼之长，以我之长，益彼之短，岂不极人事之能，而尽造化之量乎。有志未逮，企予望之。

## 图书在版编目（CIP）数据

中西汇通医经精义 /（清）唐容川著. —太原：
山西科学技术出版社，2024.2
ISBN 978 - 7 - 5377 - 6337 - 0

Ⅰ. ①中… Ⅱ. ①唐… Ⅲ. ①中西医结合
Ⅳ. ①R2 - 031

中国国家版本馆 CIP 数据核字（2023）第 220205 号

## 中西汇通医经精义
ZHONGXI HUITONG YIJING JINGYI

| | | |
|---|---|---|
| 出　版　人 | 阎文凯 | |
| 著　　　者 | （清）唐容川 | |
| 校　注　者 | 周劲草 | |
| 责　任　编　辑 | 王　璇 | |
| 助　理　编　辑 | 王晶晶 | |
| 封　面　设　计 | 吕雁军 | |

出 版 发 行　山西出版传媒集团·山西科学技术出版社
　　　　　　　地址　太原市建设南路 21 号　邮编　030012
编辑部电话　0351 - 4922135
发行部电话　0351 - 4922121
经　　　销　各地新华书店
印　　　刷　山西苍龙印业有限公司

| | | |
|---|---|---|
| 开　　　本 | 880mm×1230mm　1/32 | |
| 印　　　张 | 5.5 | |
| 字　　　数 | 110 千字 | |
| 版　　　次 | 2024 年 2 月第 1 版 | |
| 印　　　次 | 2024 年 2 月第 1 次印刷 | |
| 书　　　号 | ISBN 978 - 7 - 5377 - 6337 - 0 | |
| 定　　　价 | 29.80 元 | |